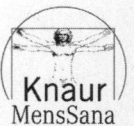

Knaur
MensSana

Über die Autorin:

Mechthild Scheffer ist Expertin für Naturheilkunde, Fachautorin und gilt als Wegbereiterin der Bach-Blütentherapie. Sie hat die Original Bach-Blütentherapie in den deutschen Sprachraum eingeführt, weiterentwickelt und ausgebaut. Mechthild Scheffer ist Gründerin der »Institute für Bach-Blütentherapie, Forschung und Lehre« in Hamburg, Wien und Zürich.

Mechthild Scheffer

Bach-Blüten

Selbsthilfe
in Krisensituationen

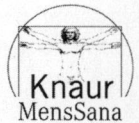

Knaur
MensSana

Besuchen Sie uns im Internet: www.droemer-knaur.de
Alle Titel aus dem Bereich MensSana finden Sie im Internet unter
www.knaur-mens-sana.de

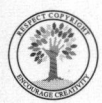

Vollständige Taschenbuchausgabe September 2009
Knaur Taschenbuch. Ein Unternehmen der Droemerschen
Verlagsanstalt Th. Knaur Nachf. GmbH & Co. KG, München
Copyright © Heinrich Hugendubel Verlag, Kreuzlingen/München 2006
Umschlaggestaltung: ZERO Werbeagentur, München
Umschlagabbildung: mauritius images / Botanica
Lay-Out, Satz und Umbruch: Michaela Lichtblau
Druck und Bindung: GGP Media GmbH, Pößneck
Printed in Germany
ISBN 978-3-426-87427-1

5 4 3 2 1

Inhalt

Karriere & Beruf

Älter werden

Andere Krisen

Die Grundlagen der
Original Bach-Blütentherapie

Der besondere Wert der Bach-Blütentherapie für den Aufbau von Krisenkompetenz

Eine Einführung besonders für Fachleute

Gibt es heute mehr Krisensituationen als früher? Wenn man sich in seiner Umgebung umschaut, möchte man es glauben. Auch gewinnt man den Eindruck, als könnten wir heute zur Bewältigung immer mehr neuer und unüberschaubarer Herausforderungen auf immer weniger bewährte Strategien zurückgreifen.

Die Erfahrungswerte unserer Elterngeneration passen offenbar nicht mehr in diese Zeit. Übergeordnete Werte und gesellschaftlich-moralische Vorbilder wie Familie, Schule und Kirche werden als Orientierungshilfe kaum noch wahr- und angenommen. Wie die Entwicklung in Zukunft sein wird, ist aufgrund des beschleunigten Tempos der permanenten Veränderungen heute viel schwerer vorhersehbar. Eine langfristige Lebensplanung scheint fast nicht mehr möglich.

Was dem Einzelnen auch ohne bewährte Leitbilder bleibt – und immer wichtiger wird –, ist der Weg der individuellen Krisenbewältigung aufgrund eigener Einsichten und Erkenntnisse. Beides kann letztlich nur noch mit Hilfe einer guten Verbindung zur eigenen Inneren Führung gewonnen werden. Damit aber sind heute viele Menschen überfordert. Denn den kompetenten Umgang mit sich selbst in krisenhaften Situationen haben sie weder gelernt noch geübt. Das aber ist das Gebot der Stunde!

In dieser Situation ist das Konzept der schon vor 80 Jahren entstandenen Original Bach-Blütentherapie aktueller denn je. Ihre überzeugenden Erfolge beruhen auf der genialen therapeutischen Verknüpfung zweier wesentlicher Ebenen der menschlichen Existenz:

● Auf der **geistigen Ebene** der Werte bietet das präzise Raster der »38 Seelenpotenziale der menschlichen Natur« ideelle **Orientierung und Führung** an.

● Auf der **materiellen Ebene** gibt die selbst gewählte Bach-Blütenmischung dem Suchenden ein Mittel an die Hand, durch das er in Krisensituationen **spürbar Hilfe und Unterstützung** erfährt. Dadurch wird es relativ einfach, mit Krisensituationen selbstverantwortlicher umzugehen und daran zu wachsen.

Aus heutiger Sicht ist die Bach-Blütentherapie ein perfektes Beispiel für das vielzitierte **Salutogenese-Prinzip.**

Das Konzept von Dr. Edward Bach bietet noch zwei weitere Vorteile für den Aufbau von Krisenkompetenz:

1. In Krisensituationen verliert man sich in Beschuldigungen und Selbstvorwürfen und kommt oft von der **Ebene der persönlichen Betroffenheit** nicht los. Durch das Erkennen und Korrigieren der »geistigen Missverständnisse« der Bach-Blütenprinzipien wird jedoch von Beginn an eine Auseinandersetzung auf der **Beobachterebene** möglich.
   Man kann das eigene Verhalten in präzise definierten Reaktionsmustern wiedererkennen und diese erst einmal zumindest theoretisch korrigieren. Dadurch gewinnt man Abstand und kann – unterstützt durch die Energie der ein-

genommenen Blütenessenzen – erste konkrete Schritte zur Neuorientierung in Angriff nehmen.

2. Das macht die Bach-Blütentherapie zur **idealen Ergänzung und Erweiterung** aller Therapiekonzepte, die eine Entgiftung, Entschlackung oder Rehabilitation als Ziel haben – sei es schulmedizinisch, psychologisch oder körpertherapeutisch.

   Da die Bach-Blüten nicht auf der Körperebene wirksam werden, ist eine **Kombination mit allen anderen Therapieformen** möglich. Es gibt keine Wechselwirkungen. Im Gegenteil: Die begleitende Anwendung der Bach-Blütentherapie hat sich in der Praxis sehr bewährt.

Vorrangiges Ziel dieses Buches ist es, Anregungen zu geben, wie man **in Krisensituationen erste Schritte der Selbsthilfe einleiten** kann, bevor unter Umständen fachliche Hilfe in Anspruch genommen wird. Dazu dienen besonders die nachfolgend erklärten Reaktions-Cluster der Bach-Blüten (siehe auch Seite 130).

Die menschliche Natur und die Reaktions-Cluster der Bach-Blüten

In seinen 38 destruktiven Verhaltensmustern definierte Bach die kollektiven Grundbausteine seelischer Verhaltensreaktionen der menschlichen Natur, zum Beispiel:

sich machtlos fühlen	*Willow*
schockiert sein	*Star of Bethlehem*
seine eigenen Einfälle anzweifeln	*Cerato*

Diese Grundbausteine werden von Menschen in verschiedenen Situationen idealerweise individuell zu immer wieder neuen Reaktionsabfolgen kombiniert. Häufig läuft aber auch unbewusst und automatisch wiederkehrend die gleiche Abfolge von Reaktionsmustern ab. Daraus kann sich im negativen Fall ein gedanklicher Teufelskreis entwickeln. Zum Beispiel:

Wenn ich in einer Situation angegriffen	
werde, bin ich sofort schockiert	*Star of Bethlehem,*
und fühle mich als Opfer,	*Willow*
weil ich mir meiner vorgetragenen	
Meinung selbst nicht ganz sicher bin.	*Cerato*
Dadurch werde ich selbst immer	*Star of Bethlehem,*
angreifbarer.	*Willow*

Solche Kombinationen von Bach-Blütenreaktionen bezeichne ich im Folgenden als **Reaktions-Cluster.** In Krisensituationen kann man beobachten, dass sehr viele Menschen wieder und wieder identische Reaktions-Cluster in Form von negativen Glaubenssätzen äußern.

In diesem Buch finden Sie 50 häufige Krisensituationen und die Reaktionen der Betroffenen in der Sprache dieser Reaktions-Cluster der Bach-Blütentherapie.

»Krisen an sich sind positiv. Man muss ihnen nur den Beigeschmack der Katastrophe nehmen.«   *Max Frisch*

Krisen als Katalysatoren

Das einzige Beständige im Leben ist der Wandel«, sagt ein deutsches Sprichwort. »Panta rei«, alles fließt – so formulierten die alten Griechen dieses wichtige geistige Gesetz. Unser Leben ist ein immerwährender Entwicklungsprozess. Wer das akzeptiert und mit dem Lebensfluss mitgeht, tut sich auf seinem Lebensweg leichter. Wenn man abblockt, sich bewusst oder unbewusst dagegen wehrt, staut sich die Entwicklungsenergie. Es entsteht eine Krise.
Diese Krise schafft dann das notwendige Chaos, aus dem neue Bewegung entstehen kann. Die Entwicklungsenergie kommt wieder in Fluss und ermöglicht einen nächsten Schritt auf unserer Lebensreise. So gesehen ist jede Krise also eine Maßnahme seelischer Selbsthilfe.

Ob eine Krise nun als innere Unzufriedenheit, Rastlosigkeit und Ratlosigkeit in einem selbst beginnt oder als Schicksalsschlag von außen auf uns zukommt – nach dem Gesetz »Wie innen, so außen« spielt das keine Rolle: Unsere äußere Krisensituation spiegelt immer unseren inneren geistigen Entwicklungszustand wider.
Krisen können uns wie aus heiterem Himmel treffen oder sich über Jahre aufbauen. Eine Krise kommt – geistig gesehen – immer zum *richtigen* Zeitpunkt. Nämlich dann, wenn im Lebenslauf eine geeignete Konstellation zur Veränderung gegeben ist. Das zu erkennen, fällt im schmerzvollen Krisenalltag häufig schwer.

Normalerweise mobilisieren wir in Krisen zunächst unsere inneren Widerstände, denn wir versuchen unbewusst, das Bestehende zu erhalten. Wir haben Angst und leiden. Aber irgendwann tritt unweigerlich die nächste Phase ein: Wir erkennen durch ein oder mehrere Aha-Erlebnisse, dass es so nicht weitergehen kann, und sind nun innerlich bereit, eine Veränderung zuzulassen. Wir werden kreativ, denken um, finden eine bessere Lösung, ändern unsere Verhaltensmuster und handeln anders.

Leider können Krisen aber auch anders verlaufen. Wenn nämlich das Aha-Erlebnis nicht wahrgenommen oder ignoriert wird, präsentiert uns das Leben die nächste Veränderungschance in Form einer vielleicht noch heftigeren Krise. Krisen kann man nicht verhindern, aber man kann viel, wenig oder auch gar nichts daraus machen ...

»O Gott! Ich habe alles falsch gemacht!«, hört man Menschen in einer Krise sagen. Diese Aussage ist nie richtig. Denn ursprünglich hat man immer etwas Positives gewollt. Aber aus Unwissenheit oder aufgrund übernommener destruktiver Glaubenssätze hat man nicht die richtige Strategie gewählt. Nicht richtig heißt aus der Sicht der Bach-Blütentherapie: Man hat nicht im Einklang mit den geistigen Prinzipien gehandelt. »Was soll ich jetzt tun? Ich weiß nicht, was ich anders machen soll. Ich habe schon alles versucht!«, sagen viele. Alles, was möglich war, ja – aber eben nicht das Richtige!

Wenn man erkennt, durch welches geistige Missverständnis man sich in eine Krisensituation hineinmanövriert hat, kann man auch durch eine Korrektur dieses Missverständnisses selbst wieder aus dieser seelischen Sackgasse herausfinden. Die Übersichtstabelle im Kapitel 4 bietet dazu eine erste Orientierung.[*]

---

[*] Zur Vertiefung sind die Werke von Mechthild Scheffer *Der Original Bach-Blüten-Check-up* und das Standardwerk *Die Original Bach-Blütentherapie. Das gesamte theoretische und praktische Bach-Blütenwissen* zu empfehlen.

Im Laufe der intensiveren Beschäftigung mit diesen geistigen Prinzipien entsteht dann allmählich die befreiende Erkenntnis, welche die inneren Widerstände allmählich schmelzen lässt. Dann tritt – sehr häufig in einem guten Gespräch – das berühmte Aha-Erlebnis ein, durch das eine neue innere Ausrichtung auf die Lösung der Krise möglich wird.

Theoretisch klingt das schön und gut, praktisch ist es aber meist gar nicht einfach. Therapeutische Begleitung verschiedenster Art kann erforderlich werden. Häufig kommen die geeigneten Möglichkeiten auf einen zu, wenn man dazu innerlich bereit ist. Auch die Tatsache, dass Sie dieses Buch jetzt lesen, spricht dafür.
Erwarten Sie aber hier keine Patentlösung für Ihre jetzige Krisensituation. Vielmehr nutzen Sie es, um eigene, wahrscheinlich tief verwurzelte destruktive Reaktionsmuster klarer zu erkennen und in konstruktive Krisenhelfer umzuwandeln.

Zum Einstieg einige praktische Hintergrundinformationen:

Woran merke ich, dass ich in einer Krise bin?

Ich komme in einem Problem mit meinen bisher erfolgreichen Verhaltensstrategien nicht weiter. Die Situation spitzt sich zu, ich leide. Ich möchte etwas ändern, weiß aber nicht, wie. Das verunsichert mich, macht mir Angst und untergräbt mein Selbstgefühl.

Wozu sind Krisen gut?

Führen Sie sich die folgenden Punkte in einer Krisensituation immer wieder vor Augen:

- Meine Krise holt mich aus einer Sackgasse heraus.
- Meine Krise ist eine Art Geburtssituation. Ein bisher abgelehnter, nicht erkannter oder verkümmerter Teil meiner Persönlichkeit kann sich jetzt entfalten. Ich werde mehr der oder die, die ich bin. Ich werde echter, ich werde stärker.
- Meine Krise sorgt dafür, dass die längst fällige Veränderung jetzt stattfinden kann. Und sie produziert auch die Energie, die ich brauche, um diesen Schritt nun machen zu können. In einer Krisensituation – das ist wissenschaftlich erwiesen – kann man rascher Neues aufnehmen als sonst und kann sich leichter von alten, festgefahrenen Verhaltensmustern lösen.
- Wenn ich diese Krise bewältigt habe, ist meine bisher von diesem Problem blockierte Psychoenergie frei – und zugleich auch die Energie, die in allen ähnlichen früheren, unbewältigten Krisensituationen blockiert war. Mir steht dann also insgesamt mehr Energie zur Verfügung.
- Meine Krisenkompetenz wächst. Das heißt: Ich kann mit künftigen krisenhaften Situationen besser umgehen.

Mit welchen Gefühlen kündigt sich eine Krise häufig an, und welche Bach-Blüten helfen?

Ich werde immer unzufriedener mit einer bestimmten Situation.	*Wild Oat, Beech*
Ich empfinde mehr Müdigkeit und habe das Gefühl, nicht mehr die Kraft zu haben, den Tag zu bewältigen.	*Hornbeam*
Ich empfinde vage Angstgefühle, die ich nicht greifen kann.	*Aspen*
Ich habe das Gefühl, ich komme zu kurz.	*Heather*
Meine Gedanken kreisen, nachts wache ich davon auf.	*White Chestnut*
Ich ertappe mich dabei, wie ich geistig abdrifte.	*Clematis*
Ich fühle mich empfindlicher, labiler als sonst.	*Holly, Gentian, Scleranthus*
Ich reagiere gereizter als sonst.	*Impatiens*
Ich bin bei Alltagstätigkeiten unkonzentrierter als sonst.	*Clematis*

Phasen der Krisenbewältigung

- Leugnungsphase: Ich will das Problem nicht wahrhaben, fühle mich (noch) nicht betroffen.
- Widerstandsphase: Ich erkenne, dass ich ein Problem habe. Ich habe aber Angst, meine jetzige Situation zu verändern oder aufzugeben.
- Einsicht- und Erkenntnisphase: Ausgelöst durch ein oder mehrere Aha-Erlebnisse kann ich meine Widerstände aufgeben.
- Neuorientierungs- und Umsetzungsphase: Ich setze meine Einsichten und Erkenntnisse in die Praxis um.

Eine Krise besteht aus verschiedenen Krisensituationen. Je nach Vielschichtigkeit der Krise überlappen sich diese Phasen in den einzelnen Krisensituationen. Dadurch kann vorübergehend das Gefühl entstehen, sich im Kreis zu bewegen.

Welche Reaktionsmuster sind in einer akuten Krise am Anfang normal, und welche Bach-Blüten helfen?

- Ich werde völlig kopflos, gerate in Panik.   Rock Rose
- Ich versuche, diese Angst zu kontrollieren.   Cherry Plum
- Ich schalte ab oder drifte weg.   Star of Bethlehem, Clematis
- Ich denke, ich darf mir jetzt nichts anmerken lassen.   Cherry Plum, Agrimony
- Ich sage mir, jetzt muss ich stark sein.   Rock Water
- Ich fühle, ich muss ganz schnell was ändern, sonst halte ich es nicht mehr aus.   Impatiens
- Ich suche fieberhaft nach einem Ausweg.   Wild Oat, Impatiens
- Ich fühle mich machtlos und als Opfer der Situation.   Willow
- Ich werde wütend, und zwar auf mich oder auf andere.   Holly
- Ich glaube, dass alle meine Handlungsmöglichkeiten erschöpft sind, und habe das Gefühl, ich stehe mit dem Rücken zur Wand.   Sweet Chestnut
- Ich reagiere labiler als sonst.   Scleranthus
- Ich reagiere gereizter als sonst.   Impatiens
- Ich bin bei Alltagstätigkeiten unkonzentrierter als sonst.   Clematis

*Welche Reaktionsmuster sind
in der Widerstandsphase häufig?*

In dieser Phase können theoretisch fast alle Bach-Blüten-
zustände auftreten. Besonders häufig sind folgende Muster
und Cluster, die rasch wechseln und einander auch überlappen können:

- Ich lenke mich ab und will es
nicht wahrhaben.   *Agrimony*
- Ich traue mir selbst nicht mehr; ich weiß
nicht mehr, was ich denken soll.   *Cerato*
- Ich bin unschlüssig: Ist das wirklich
das Richtige für mich?   *Wild Oat*
- Ich fühle mich hilflos und verlassen.   *Heather, Willow*
- Ich kritisiere den anderen oder mich
selbst.   *Beech*
- Ich bin unfähig. Das kann ich nicht.   *Larch*
- Ich bin wütend – auf mich selbst oder
auf andere.   *Holly*
- Dem werde ich es zeigen – mit mir nicht!   *Vine*
- Das steh ich durch!   *Oak*
- Wie soll ich das schaffen?   *Elm*
- Ja, darf ich das denn? Das kann ich ihm/ihr
doch nicht antun.   *Pine*
- Aber es war doch (immer so) schön.   *Honeysuckle*
- Ich bin hin- und hergerissen. Soll ich
das Alte wirklich aufgeben? Ist das Neue   *Scleranthus,*
es wirklich wert?   *Honeysuckle*

*Welche seelischen Zustände werden in der
Neuorientierungsphase oft zu wenig berücksichtigt?*

- Die Entscheidung ist zwar gefallen, aber nun
  fühlt man sich schlecht und traurig. *Mustard*
- Man ist sehr erschöpft. *Olive*
- Man ist noch sehr verletzlich. *Holly, Star of Bethlehem*
- Man fühlt sich anderen gegenüber
  immer noch schuldig, weil man glaubt,
  dass sie unter der neuen Situation leiden. *Pine*
- Man lässt sich von gutgemeinten Ratschlägen
  Dritter immer wieder in seiner Entscheidung
  verunsichern. *Walnut*

*Wo werden im Krisenprozess die Notfalltropfen
(Rescue) eingesetzt?*

Zu Beginn einer Krise ist Rescue – im Wasserglas eingenommen – das Krisenmittel schlechthin. Die Einnahme von
Rescue bewirkt innerhalb von Minuten eine emotionale
Stabilisierung und seelisch-körperliche Entspannung. Sie
schafft daher die besten Voraussetzungen für eine weitere
Auseinandersetzung mit der Situation und seinen persönlichen Krisenmustern.
Rescue ersetzt allerdings keine Blütentherapie, sondern ist
bestenfalls eine Vorstufe dazu. Bei der Bewältigung von länger andauernden Krisensituationen, wie sie in diesem Buch
beschrieben sind, kann Rescue neben einer individuellen
Blütenmischung immer wieder eingenommen werden, wenn
eine Situation eskaliert.

Wenn ich in Krisen die Kraft verliere ...

Bei der Bewältigung einer Krise wird viel psychische Energie verbraucht. Darum ist es wichtig, darauf zu achten, dass diese Energie wieder aufgefüllt wird. Tun Sie jetzt ganz gezielt vermehrt etwas für sich selbst. Greifen Sie dabei auf Dinge zurück, die Ihnen persönlich in ähnlichen Situationen schon Kraft und Balance gegeben haben (z. B. im Garten arbeiten, baden gehen, tanzen, Musik hören, mit der Freundin telefonieren, walken ...). Unterstützend wirkt auch das neue *Bach-Blüten Reharmony-Programm* (s. Seite 194).

So benutzen Sie dieses Buch

SCHRITT 1: Lesen Sie zunächst das Kapitel über den Krisen-bereich, in dem Ihre Krise angesiedelt ist, und wählen Sie den Fall aus, der Ihrer persönlichen Situation am nächsten kommt. Auch wenn der ausgewählte Fall nicht genau der Ihre ist, werden Sie wahrscheinlich unter den angegebenen Reaktio-nen Verhaltensmuster finden, die Sie in Ihrer eigenen Krise auch anwenden. Falls Sie nicht das Zutreffende finden, lesen Sie bitte die weiteren Fälle in dem ausgewählten Kapitel.

Zu Beginn einer Krise können Sie Ihre eigene Mischung erfah-rungsgemäß weitgehend aus den Fallbeschreibungen entneh-men. (Beim Lesen wird Ihnen vielleicht auffallen, dass be-stimmte Bach-Blüten immer wieder genannt werden, wie z. B. Willow. Das liegt in der Natur einer Krisensituation. Aber die Kombinationen mit anderen Blüten sind jeweils unterschied-lich.)
Für die folgende zweite und dritte Mischung in einer Krisensi-tuation bieten die Reaktions-Cluster (siehe Seite 130) die rich-tige Unterstützung.

SCHRITT 2: Notieren Sie alle gefundenen Bach-Blüten. Wenn es sehr viele Blüten sind, prüfen Sie noch einmal, wel-che Blütenreaktionen besonders akut sind, und streichen Sie weniger akute Blütenreaktionen wieder. Lesen Sie dazu auch die Informationen auf den Seiten 185/186.

SCHRITT 3: Beschäftigen Sie sich mit den Informationen zu den ausgewählten Blüten, besonders mit den geistigen Missverständnissen (siehe Seite 171, Spalte 3 »Was soll ich erkennen und ändern«).* Überlegen Sie, was Sie in Ihrer jetzigen Situation erkennen und ändern könnten.

SCHRITT 4: Kombinieren Sie die endgültig gewählten Blüten in einer Einnahmeflasche, die Sie zwei bis drei Wochen einnehmen (siehe Seite 187).

SCHRITT 5: Stellen Sie sich zu dieser Mischung **eine erste unterstützende Kraftformel** zusammen, die Sie als Leitmotiv durch den erwünschten Veränderungsweg führt und begleitet. Diese können Sie nach Ihrem Bedürfnis immer wieder modifizieren.

SCHRITT 6: Nach drei bis vier Wochen – spätestens, wenn die Einnahmeflasche leer ist – **ziehen Sie Bilanz,** was Ihnen die bisherige Einnahme gebracht hat. Welchen neuen Schritt Sie getan haben oder jetzt tun werden. Wie stellt sich die Situation nun dar?

SCHRITT 7: Stellen Sie sich für diese Situation eine neue **aktuelle Blütenmischung** zusammen, indem Sie die oben angegebenen Schritte wiederholen.

* Zur Vertiefung sind die Werke von Mechthild Scheffer Der *Original Bach-Blüten-Check-up* und das Standardwerk *Die Original Bach-Blütentherapie. Das gesamte theoretische und praktische Bach-Blütenwissen* zu empfehlen.

Ein Muster-Fall

SCHRITT 1: In Ihrer aktuellen Krisensituation fühlen Sie sich ausgenutzt. Der Fall, der dieser persönlichen Krisensituation am nächsten kommt, ist Nr. 29: »Für meine Freundin bin ich nur der seelische Mülleimer.«

Sie erkennen in diesem Fall folgende eigene Reaktionsmuster:

- Ich kann mich gegen ihren Redeschwall
  nicht behaupten.   *Centaury*
- Ich fühle mich oft verletzt, habe aber bisher
  immer gute Miene zum bösen Spiel
  gemacht.   *Holly, Agrimony*
- Ich fürchte mich, Sabine zu kritisieren, aus Angst,
  dass sie sich von mir abwendet und ich
  sie als Freundin verliere.   *Mimulus, Chicory*

SCHRITT 2: Sie notieren sich die Blüten:
Centaury, Holly Agrimony, Mimulus und *Chicory.*

SCHRITT 3: Sie beschäftigen sich mit den Konzepten
der eingenommenen Blüten. Nach der Auseinandersetzung mit den geistigen Missverständnissen erkennen und beschließen Sie als ersten Schritt:

- Ich werde mich dazu durchringen,   *Centaury, Mimulus*
  meiner Freundin ehrlich zu sagen,   *Agrimony*
  dass mich ihr Verhalten verletzt.   *Holly*
- Wenn sie sich daraufhin von mir abwendet
  (was ich mir eigentlich nicht vorstellen kann),
  wäre es eigentlich nie eine echte Freundschaft
  gewesen.   *Chicory*

SCHRITT 4: Sie entscheiden sich in diesem Fall, alle Blüten einzunehmen, und **stellen sich eine Einnahmeflasche her**.

SCHRITT 5: Ihre erste Kraftformel lautet:

ICH WAGE ES.	*Mimulus*
ICH BIN EHRLICH.	*Agrimony*
ICH BIN GELIEBT.	*Chicory*

Diese Kraftformel verändert sich im Laufe der Einnahme der Blütenmischung in:

ICH STEHE GERADE.	*Centaury*
ICH FÜHLE FRIEDEN.	*Agrimony*
ICH SCHÖPFE AUS DER QUELLE.	*Chicory*

SCHRITT 6: Nach drei Wochen **ziehen Sie Bilanz** und stellen Folgendes fest:
Das Gespräch mit meiner Freundin hat unsere Beziehung vertieft. Ich weise sie jetzt darauf hin, wenn sie mich unterbricht. Wir bekommen dadurch mehr Streit als früher. Für diese Situation brauche ich zurzeit keine weitere Bach-Blütenmischung.

SCHRITT 7: Entfällt in diesem Fall.

Krisensituationen und Bach-Blütenreaktionen: 50 Fallbeispiele

Familie & Kinder
Partnerschaft & Beziehungen
Karriere & Beruf
Älter werden
Andere Krisen

1

Mein Baby will nachts dauernd gestillt werden. Ich kann nicht mehr!

»Mein Baby wacht nachts alle ein bis zwei Stunden auf und schreit, weil es gestillt werden will. Aber mein Mann muss morgens um sechs Uhr aufstehen und braucht seinen Schlaf. Jetzt bin ich schon aus dem Elternschlafzimmer ausgezogen und habe mich im Kinderzimmer einquartiert, damit ich den kleinen Oliver sofort beruhigen kann.

Dass unser Liebesleben dabei auf der Strecke bleibt, ist ein weiteres Problem. Da ist es fast nebensächlich, dass ich selber kaum noch Schlaf kriege. Und dann muss ich mir auch ständig noch die guten Ratschläge meiner Schwiegermutter anhören: ›Ein Kind muss man auch mal schreien lassen, damit die Lungen gekräftigt werden.‹ Oder: ›Du wirst Oliver noch zu einem kleinen Tyrannen machen, wenn du ihm immer sofort nachgibst!‹ Jetzt kann ich nicht mehr!«

Empfehlung:

1. Notieren Sie: Welche Reaktionen und Blüten treffen auf mich zu? Falls zu wenige Reaktionen gefunden werden, lesen Sie auch die weiteren Fälle in diesem Kapitel.
2. Orientieren Sie sich nach Bedarf auch an den Bach-Blüten-Clustern (ab Seite 130).
3. Lesen Sie die weiteren Schritte auf den Seiten 25–28.

Wie reagiere ich, und welche Bach-Blütenmuster sind erkennbar?

❑ Ich habe schon beim Einschlafen Angst,
das Baby könnte gleich wieder schreien.   *Mimulus*

❑ Ich fühle mich der Situation total ausgeliefert.   *Willow*

❑ Ich bin sehr erschöpft. Ich zweifle an meinen
Fähigkeiten als Mutter. Andere schaffen das
anscheinend locker!   *Olive, Larch*

❑ Dann überfallen mich auch noch Schuldgefühle
gegenüber meinem Mann, weil alles so
kompliziert geworden ist.   *Pine*

❑ Ich weiß, ich muss durchhalten, doch manchmal
möchte ich vor Erschöpfung nur noch heulen.   *Oak, Olive*

❑ Ich versuche, mir nichts anmerken zu lassen –
vor allem meinem Mann und den
Schwiegereltern gegenüber.
Innerlich bin ich völlig am   *Agrimony,*
Ende und weine oft heimlich.   *Sweet Chestnut*

❑ Ich zweifle, ob ich aus dieser Situation je
wieder herauskomme. Wann gibt es endlich   *Gentian,*
wieder Zeit für mich?   *Heather*

2

Meine Tochter isst nicht!

»Meine Tochter Sarah (drei Jahre) wiegt laut Kinderarzt für ihr Alter zu wenig, weil sie einfach nicht gern isst. Dieses Thema begleitet uns praktisch schon seit ihrer Geburt. Ich hatte zu wenig Milch, sie hat nicht zugenommen. Als ich mit dem Zufüttern begann, hat Sarah das Fläschchen abgelehnt. Somit ist von Anfang an das Thema Nahrungsaufnahme für uns ein Problem.

Jetzt ist Sarah extrem wählerisch, was sie mag und was nicht. Ich versuche, mich ständig an sie anzupassen. Ich bin gedanklich praktisch dauernd damit beschäftigt, was kaufe ich ein, was koche ich, damit es Sarah schmeckt.

Wenn sie etwas annimmt, dann isst sie nur kleine Portionen. Ich will sie ständig und mit allen Tricks dazu bringen, etwas oder mehr zu essen. Dabei ist es mir schon ziemlich egal, was es ist – auch wenn sie dreimal am Tag Eis will, ist es mir recht, denn zumindest nimmt sie dann Kalorien zu sich.

Alle meinen, sie sei zu dünn, was ich schon nicht mehr hören kann! Jetzt weiß ich nicht mehr weiter.«

Empfehlung:

1. Notieren Sie: Welche Reaktionen und Blüten treffen auf mich zu? Falls zu wenige Reaktionen gefunden werden, lesen Sie auch die weiteren Fälle in diesem Kapitel.

2. Orientieren Sie sich nach Bedarf auch an den Bach-Blüten-Clustern (ab Seite 130).

3. Lesen Sie die weiteren Schritte auf den Seiten 25–28.

Wie reagiere ich, und welche Bach-Blütenmuster sind erkennbar?

❑ Ich bin innerlich sehr auf das Thema Essen
fixiert und kann mich auch gedanklich
kaum davon lösen. *White Chestnut*

❑ Ich stehe unter Druck, weil alle meinen,
meine Tochter müsse doch mehr essen. *Cherry Plum*

❑ Ich übe wiederum ständig »sanften«
Druck auf meine Tochter aus und
gehe ihr damit auf die Nerven. *Chicory*

❑ Ich hatte extreme Schuldgefühle, als ich meine
Tochter nicht ausreichend stillen konnte.
Ich glaube, das hängt uns noch immer nach. *Pine*

❑ Ich möchte so gerne alles richtig
machen, sehe mich aber als
Mutter dauernd versagen. Darüber bin *Larch,*
ich innerlich oftmals richtig verzweifelt. *Sweet Chestnut*

❑ Ich sehe uns in einem Teufelskreis – es ist *Vine,*
wie ein Machtspiel, ich finde aber den *Chestnut Bud*
Ausstieg nicht!

3

Mein Kind will ständig im Mittelpunkt stehen. Niemand will uns mehr einladen.

»Egal wo wir hingehen, egal wann Besuch kommt – mein vier-jähriger Sohn stört. Ob bei Erwachsenen oder bei Kindern, Kevin albert herum, spielt den Clown, muss immer im Mittel-punkt stehen, tut, was er will, und provoziert mich ständig. Er folgt einfach nicht. Auf Ermahnungen reagiert er nur noch wilder, ausgelassener und aggressiver.

Ich wünschte mir so sehr, dass mein Mann mal einschreitet und dem Kind Grenzen setzt. Er lässt mich jedoch mit der Si-tuation allein, und ich habe das Gefühl, alle Last ruht nur auf mir.

Am meisten bedrückt mich, dass uns niemand mehr einlädt: Der Mütterkreis, in dem ich mich sehr wohl gefühlt habe, hat mir gesagt, dass Kevin die anderen durch sein Benehmen stört. Man teilte mir mit, dass ich erst wiederkommen soll, wenn Kevin sich endlich benimmt wie die anderen Kinder.

Nun fühle ich mich mit meinen Problemen noch einsamer. Ir-gendetwas muss jetzt mit Kevin geschehen!«

Empfehlung:

1. Notieren Sie: Welche Reaktionen und Blüten treffen auf mich zu? Falls zu wenige Reaktionen gefunden werden, lesen Sie auch die weiteren Fälle in diesem Kapitel.
2. Orientieren Sie sich nach Bedarf auch an den Bach-Blüten-Clustern (ab Seite 130).
3. Lesen Sie die weiteren Schritte auf den Seiten 25–28.

Wie reagiere ich,
und welche Bach-Blütenmuster
sind erkennbar?

❑ Schon morgens fürchte ich mich vor den
Auseinandersetzungen mit meinem Kind.   *Mimulus*

❑ Ich bin selbst schon so wütend und zornig auf
mein Kind, dass ich es immer wieder anbrülle.   *Holly*

❑ Ich schimpfe, drohe, strafe – aber es nützt nichts.
Ich sehe überhaupt keinen Ausweg mehr aus   *Vine,*
der verfahrenen Situation.   *Sweet Chestnut*

❑ Ich bin derart genervt, dass ich überhaupt keine
Toleranz mehr habe. Innerlich habe ich mich   *Beech,*
von meinem Kind distanziert.   *Water Violet*

❑ Ich geniere mich vor anderen und habe das Gefühl,
als Mutter versagt zu haben.   *Larch*

❑ Da mich niemand, auch nicht mein Mann,
unterstützt, fühle ich mich alleingelassen und
der Verantwortung nicht mehr gewachsen.   *Heather, Elm*

❑ Manchmal empfinde ich richtiggehend Hass
auf mein Kind. Dann habe ich natürlich starke
Schuldgefühle, denn als Mutter darf ich ja so
nicht empfinden.   *Holly, Pine*

4

Meine Tochter (4)
geht in den Kindergarten.
Die Trennung fällt uns beiden schwer.

»*Seit vier Wochen geht Nicole in den Kindergarten. Aber jeden Morgen verdrückt sie ein Tränchen, wenn ich sie dort abgebe. Zwar sagen mir die Erzieher, dass sie sich schnell wieder beruhigt, aber ob sie mir die Wahrheit sagen? Nicole ist doch noch so klein und kann mir gar nicht erzählen, was eventuell im Kindergarten vorfällt und ihr missfällt.*

Andererseits kann ich mich auch nicht den ganzen Tag um sie kümmern, weil ich in meinen Halbtagsjob als Buchhalterin zurückgekehrt bin. Nur ungern erinnere ich mich an meine eigene Zeit im Kinderhort, wo ich mich verlassen und unglücklich gefühlt und viel geweint habe.

Ich frage mich, ob ich meine Gefühle von damals auf meine Tochter übertrage. Denn eigentlich ist Nicole gern mit anderen Kindern zusammen.«

Empfehlung:

1. Notieren Sie: Welche Reaktionen und Blüten treffen auf mich zu? Falls zu wenige Reaktionen gefunden werden, lesen Sie auch die weiteren Fälle in diesem Kapitel.
2. Orientieren Sie sich nach Bedarf auch an den Bach-Blüten-Clustern (ab Seite 130).
3. Lesen Sie die weiteren Schritte auf den Seiten 25–28.

Wie reagiere ich,
und welche Bach-Blütenmuster
sind erkennbar?

❑ Es fällt mir so schwer, mein Kind im
Kindergarten abzugeben.   *Red Chestnut*

❑ Ich fühle mich wie eine Rabenmutter, wenn
mein Kind mir nach dem Abschiedsküsschen
traurig nachblickt.   *Pine*

❑ Zwar sagen mir die Erzieher, dass es meiner
Tochter im Kindergarten gutgeht, aber
vielleicht wollen sie mich auch nur schonen
und verschweigen mir die Wahrheit?   *Gentian*

❑ Wenn ich mir in der Zeit ohne Kind etwas
vornehme, kann ich es gar nicht richtig genießen,
weil ich ein schlechtes Gewissen habe.   *Pine*

❑ Ich denke oft an meine eigene unglückliche
Zeit im Kindergarten zurück.   *Honeysuckle*

❑ Ich fürchte, mir zu viele Sorgen um meine
Tochter zu machen und meine eigenen   *Cerato,*
Erinnerungen auf sie zu übertragen.   *Red Chestnut*

5

Meinem Kind (6) soll es nach der Scheidung an nichts mangeln. Bleibe ich dabei auf der Strecke?

»Seit der Scheidung kümmere ich mich allein um meinen Sohn Jonathan. Mein Ex-Mann lebt in einer neuen Beziehung und hat keinen Kontakt mehr zu uns. Ich bin momentan nur noch für meinen Sohn da, meine eigenen Bedürfnisse und Interessen stelle ich zurück. Ich bin regelrecht von der Vorstellung besessen, ihm gleichzeitig Vater und Mutter sein zu müssen.

Ich gehe kaum noch aus, eine neue Beziehung ist für mich undenkbar. Mit anderen Menschen treffe ich mich meist heimlich, damit mein Sohn sich nicht benachteiligt fühlt. Ich bemuttere meinen Jungen zu sehr und lasse ihm vieles durchgehen. Jonathan setzt seinen Willen eigentlich immer durch.

Jetzt will er sogar schon jede Nacht bei mir im Bett einschlafen, obwohl ich eigentlich lieber allein schlafe. Denn ich habe meine ungestörte Nachtruhe dringend nötig. Ich zerbreche mir den Kopf, ob ich so egoistisch sein darf, darauf zu bestehen, dass er im Kinderzimmer bleibt.«

Empfehlung:

1. Notieren Sie: Welche Reaktionen und Blüten treffen auf mich zu? Falls zu wenige Reaktionen gefunden werden, lesen Sie auch die weiteren Fälle in diesem Kapitel.
2. Orientieren Sie sich nach Bedarf auch an den Bach-Blüten-Clustern (ab Seite 130).
3. Lesen Sie die weiteren Schritte auf den Seiten 25–28.

Wie reagiere ich, und welche Bach-Blütenmuster sind erkennbar?

❑ Der Wunsch, dass mein Sohn nicht unter   *Rock Water,*
  der Scheidung leiden muss, beherrscht alles.   *Agrimony*

❑ Ich habe ein schlechtes Gewissen, dass ich meinem
  Sohn den Vater »weggenommen« habe, und fühle
  mich egoistisch, wenn ich auch mal an mich denke.   *Pine*

❑ Ich fühle mich oft isoliert und allein.   *Water Violet*

❑ Ich kann nicht nein sagen, wenn mein Sohn
  mich um etwas bittet.   *Centaury*

❑ Die Situation überfordert mich. Ich fühle
  mich hilflos und überwältigt.   *Willow, Elm*

❑ Ich fühle mich beengt und gefangen in einer
  Situation, die ich nicht verändern kann.   *Sweet Chestnut*

6

Schulwechsel – ja oder nein?

»Mein Sohn ist sieben Jahre alt und geht in die erste Klasse. Er ist ein sehr intelligentes Kind, kann bereits seit drei Jahren lesen und tut sich auch beim Rechnen äußerst leicht. Trotzdem bekomme ich von der Lehrerin die Rückmeldung, er sei nicht schulreif! Es liegt daran, dass er unruhig und verträumt ist, eigentlich immer das tut, was er gerne möchte, und deshalb seine Sachen selten in Ordnung hat. Auch zu Hause bei den Aufgaben braucht er ewig, um das Verlangte umzusetzen. Mit Strenge erreiche ich aber genau das Gegenteil – es funktioniert schlechter. Ich habe den Eindruck, die Lehrerin hat keinerlei Verständnis für seine besondere Art, daher erwäge ich einen Schulwechsel. Aber die gesamte Familie ist dagegen. Alle meinen, da muss er durch und lernen, sich anzupassen.

Ich denke aber, dass ich mich jetzt entscheiden muss, entweder eine andere, passendere Schule für ihn zu suchen oder ihn auf der Schule zu lassen. Ich habe das Gefühl, dass seine gesamte Schullaufbahn von meiner Entscheidung abhängt.«

Empfehlung:

1. Notieren Sie: Welche Reaktionen und Blüten treffen auf mich zu? Falls zu wenige Reaktionen gefunden werden, lesen Sie auch die weiteren Fälle in diesem Kapitel.
2. Orientieren Sie sich nach Bedarf auch an den Bach-Blüten-Clustern (ab Seite 130).
3. Lesen Sie die weiteren Schritte auf den Seiten 25–28.

Wie reagiere ich,
und welche Bach-Blütenmuster
sind erkennbar?

❑ Ich versuche immer wieder mit Strenge, meinen Sohn
fast dazu zu zwingen, seine Aufgaben ordentlich zu
machen. Aber das bringt nur Streit und Tränen. *Vine*

❑ Wenn wieder einmal die Tränen fließen, mache
ich mir Vorwürfe, weil ich so hart war. *Pine*

❑ Dann bin ich wieder sehr verständnisvoll und
fühle mich zwischen Strenge und Mitgefühl
hin- und hergerissen. *Scleranthus*

❑ Ich zweifle an meinen Fähigkeiten als Mutter und
lasse mich von der Familie verunsichern, obwohl *Larch,*
ich ganz klar für einen Schulwechsel bin. *Walnut*

❑ Ich bin zornig auf die Lehrerin und auch wütend
auf meinen Mann, der mich nicht unterstützt. *Holly*

❑ Ich habe Angst, dass mein Kind
nicht die richtige Starthilfe *Mimulus,*
in seine schulische Zukunft erhält. *Gentian*

7

Als alleinerziehende Mutter bin ich völlig überfordert.

»Klaus und ich ließen uns scheiden. Er hat wieder geheiratet, ich nicht. Unsere gemeinsame Tochter – heute zehn Jahre alt – blieb bei mir. Die Mehrfachbelastung mit Kind, Haushalt und meinem Job als Reisebürokauffrau überfordert mich. Wenn ich morgens aufstehe, habe ich schon Angst, all die Arbeit nicht bewältigen zu können. Mit Müh und Not klappt es aber schließlich doch immer. Am Ende des Tages bin ich völlig erschöpft und ausgelaugt. Dann bin ich für mein Kind auch keine fröhliche Mutter mehr.

Am Wochenende muss ich den Haushalt auf Vordermann bringen und mich dringend ein bisschen erholen. Ich habe dann wenig Lust, etwas mit meiner Tochter zu unternehmen. Das macht sie natürlich traurig und mir ein schlechtes Gewissen. Vielleicht hätte ich mich doch nach einem neuen Vater für sie umsehen sollen, aber dafür ist es jetzt wohl zu spät. Damit habe ich mich abgefunden.«

Empfehlung:

1. Notieren Sie: Welche Reaktionen und Blüten treffen auf mich zu? Falls zu wenige Reaktionen gefunden werden, lesen Sie auch die weiteren Fälle in diesem Kapitel.

2. Orientieren Sie sich nach Bedarf auch an den Bach-Blüten-Clustern (ab Seite 130).

3. Lesen Sie die weiteren Schritte auf den Seiten 25–28.

Wie reagiere ich,
und welche Bach-Blütenmuster
sind erkennbar?

❑ Ich fühle mich völlig am Ende meiner Kräfte,
   alles ist mir zu viel.   *Olive*

❑ Morgens im Bett steht der Tag wie ein grauer
   Berg vor mir.   *Hornbeam*

❑ Das nagt an mir, andere schaffen es doch auch.   *Larch*

❑ Ich funktioniere nur noch, ohne dabei
   irgendwie Freude empfinden zu können.
   Ich spüre mich gar nicht mehr.   *Oak*

❑ Egal, wie sehr ich mich bemühe, ich werde
   weder meiner Tochter noch mir selbst gerecht.
   So kann es doch nicht mehr weitergehen! *Sweet Chestnut*

❑ Wie sehr würde ich mir Hilfe
   wünschen, aber ich   *Mimulus,*
   traue mich nicht, andere darum zu bitten. *Water Violet*

❑ Irgendwie habe ich alles falsch gemacht.
   Ich habe wohl kein besseres Leben   *Beech,*
   verdient.   *Willow, Wild Rose*

❑ Ich habe mich damit abgefunden,
   keinen Partner mehr zu finden,
   der mich wirklich unterstützt.   *Wild Rose*

8

Mein Sohn (14) sitzt nur noch vor dem Computer.

»Als alleinerziehende Mutter eines 14-jährigen Sohnes bin ich im Moment in einer schweren Krise: Lukas sitzt seit einiger Zeit ständig vor dem Computer und unternimmt fast überhaupt nichts mehr. Mit mir geht er sowieso nirgendwo mehr hin – seine Großeltern sind schon ziemlich beleidigt –, aber auch mit Freunden gibt es kaum Kontakte. Er geht nicht mehr zum Judo, ein Hobby, das er viele Jahre gepflegt hat, und er interessiert sich anscheinend für gar nichts mehr. Was er ständig am Computer spielt, weiß ich nicht, denn er schließt sich in seinem Zimmer ein und ist nicht mehr greifbar.

Ich mache mir große Sorgen, wo das hinführen soll. Am liebsten würde ich mit ihm zu einem Psychologen gehen, aber Lukas verweigert derzeit alles. Ich höre dauernd nur ›Lass mich in Ruhe!‹ – das empfinde ich manchmal als sehr verletzend, zumal ich doch als Mutter die Verantwortung habe einzugreifen, wenn etwas nicht gut läuft. Am liebsten würde ich jetzt hart durchgreifen und ihm mit Taschengeldentzug drohen.«

Empfehlung:

1. Notieren Sie: Welche Reaktionen und Blüten treffen auf mich zu? Falls zu wenige Reaktionen gefunden werden, lesen Sie auch die weiteren Fälle in diesem Kapitel.

2. Orientieren Sie sich nach Bedarf auch an den Bach-Blüten-Clustern (ab Seite 130).

3. Lesen Sie die weiteren Schritte auf den Seiten 25–28.

Wie reagiere ich,
und welche Bach-Blütenmuster
sind erkennbar?

❑ Ich bin äußerst verunsichert, wie ich mich
verhalten soll. Jeder empfiehlt mir etwas anderes.
»Halt dich raus«, »Unternimm etwas« ...   *Cerato,*
ich weiß es zurzeit einfach nicht!   *Scleranthus*

❑ Ich mache mir ständig Gedanken und Sorgen   *Red*
um meinen Sohn und bin deshalb sehr unruhig.   *Chestnut*

❑ Ich reagiere verletzt und beleidigt, weil ich   *Holly,*
doch nur sein Bestes will.   *Chicory*

❑ Obwohl ich genau weiß, dass mein Sohn sich
dadurch selbst schadet, schaffe ich es nicht,   *Centaury,*
konsequent durchzugreifen.   *Vine*

❑ Ich habe Angst, dass mein Sohn zum
Außenseiter wird, und würde mich
als Mutter schlecht fühlen,   *Mimulus,*
wenn ich nichts dagegen getan hätte!   *Pine*

❑ Als Alleinerzieherin liegt alle Last auf meinen
Schultern, und ich fühle mich von dieser   *Elm,*
Situation zurzeit überfordert.   *Willow*

9

Bin ich als Mutter für meine Patchwork-Familie nicht gut genug?

»Als ich nach meiner Scheidung vor vier Jahren einen neuen Partner kennenlernte, brachte er einen Sohn (damals 10) und eine Tochter (damals 12), die genauso alt ist wie mein Sohn, aus seiner vorigen Ehe mit. Das Problem bei jeder Patchwork-Familie ist ja, dass man wichtige Entwicklungsphasen nicht gemeinsam durchlebt hat. So musste auch ich nun sozusagen im ›Schnelldurchlauf‹ nachvollziehen, was die ›Fremdkinder‹ emotional während des Heranwachsens berührt hat. Schließlich trage ich ja eine große Verantwortung.

Gleichzeitig fürchte ich, als böse Stiefmutter angesehen zu werden, die die Kinder aushorcht, wenn ich zu viel frage. Ich setze mich ständig unter Druck, weil ich immer die harmonische Idealfamilie vor Augen habe.

Aber dann passiert etwas völlig anderes. So hatte ich lange Zeit das Gefühl, dass sich zwischen mir und meiner Stieftochter ein echtes Mutter-Tochter-Verhältnis entwickelt hat. Aber nun spricht sie auf einmal immer wieder davon, dass sie zu ihrer leiblichen Mutter zurückziehen will. Das tut mir sehr weh. Was mache ich denn bloß falsch?«

Empfehlung:
1. Notieren Sie: Welche Reaktionen und Blüten treffen auf mich zu? Falls zu wenige Reaktionen gefunden werden, lesen Sie auch die weiteren Fälle in diesem Kapitel.
2. Orientieren Sie sich nach Bedarf auch an den Bach-Blüten-Clustern (ab Seite 130).
3. Lesen Sie die weiteren Schritte auf den Seiten 25–28.

Wie reagiere ich,
und welche Bach-Blütenmuster
sind erkennbar?

❏ Ich fühle mich von dem
  Verhalten meiner Stieftochter   *Holly,*
  enttäuscht und verletzt.   *Chicory*

❏ Ich bin völlig erschöpft, weil
  ich ständig hellwach und   *Chicory,*
  auf der Hut sein muss, dass nichts schiefläuft.   *Olive*

❏ Manchmal habe ich das Gefühl, meine Rolle als
  Mutter einer Patchwork-Familie nicht
  gewachsen zu sein.   *Elm*

❏ Mit meiner Vorstellung einer idealen Familie
  setze ich mich selbst unter Druck.   *Rock Water*

❏ Meine Sorge ist es, von den Kindern als
  böse Stiefmutter angesehen zu werden.   *Mimulus, Larch*

❏ Mit meinem Mann gerate ich häufig
  aneinander, weil wir verschiedene
  Auffassung von Erziehung haben.   *Agrimony,*
  Unter diesen Streitereien leide ich sehr.   *Holly*

10

Meine Familie nutzt mich aus.

»Meine Kinder stehen für mich (44) an erster Stelle, deshalb bleibt für mich selbst keine Zeit. Mein Sohn ist Student und lebt in einer WG. Trotzdem bringt er am Wochenende immer seine Schmutzwäsche mit nach Hause, die ich dann waschen darf. Meine beiden Töchter sind im Teenie-Alter und laden fast jeden Tag ihre Freundinnen zu uns ein. Ich soll dann immer alle bekochen. Und hinterher stehe ich in der Küche, und niemand kommt auf die Idee, mir beim Aufräumen zu helfen.

Auch mein Mann ist für mich keine Unterstützung. ›Kannst du mal dies ..., kannst du mal das ..., Mutter, das machst du schon‹ geht es den lieben, langen Tag. Wenn ich aber selbst mal Hilfe brauche, ist niemand da. Alle halten es für völlig selbstverständlich, dass ich ständig für sie im Einsatz bin.

Dabei ermüdet es mich sehr, dieses anstrengende Pensum durchzuhalten. Ich versuche ja schon, es immer allen recht zu machen. Jetzt bin ich überfordert.«

Empfehlung:

1. Notieren Sie: Welche Reaktionen und Blüten treffen auf mich zu? Falls zu wenige Reaktionen gefunden werden, lesen Sie auch die weiteren Fälle in diesem Kapitel.
2. Orientieren Sie sich nach Bedarf auch an den Bach-Blüten-Clustern (ab Seite 130).
3. Lesen Sie die weiteren Schritte auf den Seiten 25–28.

Wie reagiere ich,
und welche Bach-Blütenmuster
sind erkennbar?

☐ Ich bin ständig gereizt und nervös. Oft schreie   *Impatiens,*
ich meine Kinder an und mache mir hinterher   *Holly,*
Vorwürfe.   *Pine*

☐ Ich habe oft das Gefühl, »Mutter Teresa« für alle
zu sein. Mir kann man immer alles aufladen.   *Willow*

☐ Manchmal funktioniere ich nur noch wie ein
Roboter, halte aber mit zusammengebissenen   *Oak,*
Zähnen durch.   *Rock Water*

☐ Ich fühle mich oft von anderen angegriffen und
wünschte mir, dass die Kritik mich nicht so sehr
verletzen würde.   *Holly*

☐ Ich kann nicht nein sagen,
weil ich es immer allen   *Centaury,*
recht machen will.   *Agrimony*

☐ Ich kann schlecht etwas abgeben oder delegieren.   *Elm*

☐ Wenn ich selbst mal Hilfe brauche,   *Heather,*
ist niemand da.   *Willow*

11

Lena (14):
Niemand versteht mich
und meine Welt.

»*Das Leben meiner Eltern ist so spießig. Und sie erwarten von mir, dass ich auch so langweilig sein soll wie sie: immer um dieselbe Zeit zusammen Abend essen und dann blöd vor der Glotze sitzen. Da flüchte ich lieber auf mein Zimmer und telefoniere stundenlang mit meiner besten Freundin. Oder ich hänge zusammen mit meinen Freunden im Jugendclub herum. Die verstehen mich wenigstens.*

Wenn ich dann im bauchfreien Top losziehe, flippt meine Mutter regelmäßig aus. Es hat auch keinen Sinn, ihr zu erklären, dass alle anderen auch so herumlaufen. Neulich habe ich mir ein richtig dickes Tattoo knapp über dem Hintern machen lassen, das kann sie mir nun nicht mehr wegnehmen.

Meine Eltern wollen mich einfach nicht verstehen. Sie geben sich noch nicht mal die geringste Mühe. Jetzt hat meine Mutter sogar gedroht, mit meinem Klassenlehrer über mich zu sprechen. Das finde ich ja echt krass!«

Empfehlung:

1. Notieren Sie: Welche Reaktionen und Blüten treffen auf mich zu? Falls zu wenige Reaktionen gefunden werden, lesen Sie auch die weiteren Fälle in diesem Kapitel.
2. Orientieren Sie sich nach Bedarf auch an den Bach-Blüten-Clustern (ab Seite 130).
3. Lesen Sie die weiteren Schritte auf den Seiten 25–28.

Wie reagiere ich,
und welche Bach-Blütenmuster
sind erkennbar?

❏ Meine Eltern behandeln mich immer noch wie   *Walnut,*
  ein Kind, obwohl ich mich total erwachsen fühle.   *Willow*

❏ Ich fühle mich abgelehnt und unverstanden.   *Willow*

❏ Vor Wut möchte ich platzen und brülle   *Holly,*
  dann los.   *Cherry Plum*

❏ Wenn meine Eltern denken, sie könnten mir
  Vorschriften machen, dann haben sie sich geirrt.   *Vine*

❏ Wenn sie so weitermachen, werden sie schon   *Holly,*
  sehen, was sie davon haben.   *Vine*

❏ Manchmal knalle ich einfach die Tür zu, weil
  ich keinen Bock mehr habe, das Generve von   *Beech,*
  meiner Mutter anzuhören.   *Water Viola*

12

Helga (37):
Ich verstehe die Welt
meiner Tochter (14) nicht mehr.

»Meine Tochter hat sich in letzter Zeit so verändert, dass es mir Angst macht. Früher war sie so ein liebes Kind, aber jetzt ist sie nur noch trotzig und nimmt überhaupt keinen Ratschlag mehr von uns an. Was immer ich sage, es ist nur noch ›Scheiße‹.

Und wie sie herumläuft! Ich will nicht, dass sie so nuttig aussieht. Und es ist mir egal, wenn die anderen auch so aussehen. Ich finde überhaupt keinen Zugang mehr zu meiner Tochter. Früher hat sie ihre kleinen ›Geheimnisse‹ immer mit mir geteilt. Jetzt vertraut sie sich nur noch ihrer besten Freundin an, die einen ganz schlechten Einfluss auf sie ausübt.

Ich habe schon überlegt, mit dem Klassenlehrer über Lena zu sprechen, aber wenn sie das erfährt, ist es sicher ganz aus.«

Empfehlung:

1. Notieren Sie: Welche Reaktionen und Blüten treffen auf mich zu? Falls zu wenige Reaktionen gefunden werden, lesen Sie auch die weiteren Fälle in diesem Kapitel.
2. Orientieren Sie sich nach Bedarf auch an den Bach-Blüten-Clustern (ab Seite 130).
3. Lesen Sie die weiteren Schritte auf den Seiten 25–28.

Wie reagiere ich, und welche Bach-Blütenmuster sind erkennbar?

❏ Ich lehne die ordinäre Aufmachung meiner
  Tochter rundweg ab. *Beech*

❏ Ich fühle mich völlig überfordert
  mit der Erziehung meiner Tochter *Sweet*
  und weiß mir keinen Rat mehr. *Chestnut*

❏ Ich mache mir Sorgen über die weitere
  Entwicklung meiner Tochter. *Red Chestnut*

❏ Ich fürchte, die Kontrolle über meine Tochter *Vine,*
  zu verlieren. *Mimulus*

❏ Ich habe das Gefühl, mich gegen meine minder-
  jährige Tochter nicht mehr durchsetzen zu können.
  Aus Bequemlichkeit und falsch verstandenem *Agrimony,*
  Harmoniebedürfnis gebe ich dann wieder nach. *Centaury*

❏ Ich bin enttäuscht und eifersüchtig,
  dass meine Tochter alles,
  was sie bewegt, nur noch mit ihren *Gentian,*
  Freundinnen teilt. *Chicory*

❏ Wie kann ich es verhindern, dass die ganze
  bisherige Erziehung in die Binsen geht? *Chicory*

❏ Ich fühle mich abgelehnt und unverstanden. *Willow*

13

Mein Sohn (19) will nicht mehr bei mir wohnen.

»Mein Sohn beginnt zu studieren und hat mich nun ganz plötzlich mit der Entscheidung konfrontiert, mit einem Studienfreund zusammenzuziehen – und zwar in der gleichen Stadt, in der wir wohnen. Er sagt, dass er sich nun endlich von mir abnabeln will. Da ich Alleinerzieherin bin und immer sehr auf ihn konzentriert war, zieht es mir im Moment den Boden unter den Füßen weg!

Wir haben immer sehr viel gemeinsam unternommen, sind am Wochenende zusammen geradelt, waren im Kino, sind essen gegangen und haben selbstverständlich auch den Urlaub zusammen verbracht. Sascha war eben immer der Mittelpunkt meines Lebens.

Über die Kritik von anderen, dass ich ihn zu einem Muttersöhnchen erziehe, habe ich mich stets hinweggesetzt. Außer ihm habe ich so gut wie keine Freunde. Soll ich ihn nun jedes Wochenende mit einem gefüllten Lebensmittelkorb besuchen und die Wäsche für ihn austauschen? Oder mache ich genau damit einen Fehler?«

Empfehlung:

1. Notieren Sie: Welche Reaktionen und Blüten treffen auf mich zu? Falls zu wenige Reaktionen gefunden werden, lesen Sie auch die weiteren Fälle in diesem Kapitel.

2. Orientieren Sie sich nach Bedarf auch an den Bach-Blüten-Clustern (ab Seite 130).

3. Lesen Sie die weiteren Schritte auf den Seiten 25–28.

Wie reagiere ich, und welche Bach-Blütenmuster sind erkennbar?

❑ Durch den Schock fühle ich mich wie gelähmt und unfähig, irgendetwas zu tun.   *Star of Bethlehem*

❑ Es fällt mir schwer, mich als Mutter aus dem Leben meines Sohnes herauszuhalten, und ich will immer noch Einfluss nehmen.   *Chicory*

❑ Es muss mir unbedingt gelingen, mich von meinem Sohn abzunabeln.   *Red Chestnut*

❑ Ich fühle mich so schrecklich verlassen. Jetzt habe ich gar keinen mehr, mit dem ich reden kann.   *Heather*

❑ Manchmal ertappe ich mich bei dem Gedanken, was ich alles für meinen Sohn getan habe, und nun diese Undankbarkeit!   *Chicory*

❑ Ich empfinde ein Gefühl von Leere und frage mich, was ich nun allein mit mir anfangen soll.   *Wild Oat, Cerato*

14

Mitten im Studium bin ich unerwartet schwanger geworden. Was mache ich jetzt bloß?

»Tom und ich haben uns auf der Uni kennengelernt. Ich studiere Germanistik und Pädagogik im dritten Semester, Tom studiert Jura im fünften Semester. Jetzt habe ich erfahren, dass ich in der siebten Woche schwanger bin.

Tom bekommt Bafög und kann davon ganz bestimmt keine Familie ernähren. Außerdem lebt er in einem Studentenwohnheim. Ich selber wohne noch zu Hause. Ich würde auch gern zu Ende studieren, damit ich einmal unabhängig bin.

Eigentlich spricht fast alles gegen ein Baby zum jetzigen Zeitpunkt. Mein Freund hilft mir überhaupt nicht bei der Entscheidung, ob wir das Kind behalten sollen. Er sagt, das muss ich selbst wissen. Ich fühle mich ganz aus der Bahn geworfen und bin ratlos, was ich machen soll.«

Empfehlung:

1. Notieren Sie: Welche Reaktionen und Blüten treffen auf mich zu? Falls zu wenige Reaktionen gefunden werden, lesen Sie auch die weiteren Fälle in diesem Kapitel.
2. Orientieren Sie sich nach Bedarf auch an den Bach-Blüten-Clustern (ab Seite 130).
3. Lesen Sie die weiteren Schritte auf den Seiten 25–28.

Wie reagiere ich, und welche Bach-Blütenmuster sind erkennbar?

☐ Ich fühle mich von der Situation total überfordert und kann mich nicht entscheiden, ob ich das Kind behalten soll oder nicht, weil mir das Für und Wider ständig im Kopf herumgeht. *Elm, Scleranthus*

☐ Eigentlich würde ich mich über ein Kind freuen, aber ich habe Angst, mein Studium nicht zu schaffen. *Mimulus*

☐ Außerdem bin ich sehr enttäuscht über meinen Freund, der mich mit der Entscheidung, Mutter zu werden, ganz alleinlässt. *Chicory*

☐ Werde ich die Verantwortung für ein Kind tragen können? Oder ist es doch besser, mich auf mein Studium und meine Bedürfnisse zu konzentrieren? Falls ich mich gegen das Kind entscheide, werden mich dann Schuldgefühle plagen? *Walnut, Pine*

15

Immer verliebe ich mich in die falschen Männer.

»Als ich Xaver kennenlernte, behauptete er, sich gerade von seiner Frau zu trennen. Damals hätte ich hellhörig werden sollen, denn genau das hatte schon einmal jemand behauptet und sich dann doch nie scheiden lassen.

Wieder einmal habe ich mich in den falschen Mann verliebt. Das passiert mir immer, denn es handelt sich jedes Mal um Männer, die eigentlich nicht frei sind. Und wieder ist eine lange Leidenszeit vorprogrammiert.

Aber jetzt will ich es endgültig nicht mehr. Ich frage mich nun: ›Warum passiert mir das immer wieder? Warum ziehe ausgerechnet ich immer solche Männer an, mit denen eine normale Beziehung nicht möglich ist?‹

Ich frage mich, ob ich Xaver nach einem Jahr nun endlich vor die Entscheidung stellen soll: ›Entweder deine Frau oder ich!‹. *Selbst auf die Gefahr hin, dass ich ihn dann verliere. Besser ein Ende mit Schrecken als ein Schrecken ohne Ende?«*

Empfehlung:

1. Notieren Sie: Welche Reaktionen und Blüten treffen auf mich zu? Falls zu wenige Reaktionen gefunden werden, lesen Sie auch die weiteren Fälle in diesem Kapitel.

2. Orientieren Sie sich nach Bedarf auch an den Bach-Blüten-Clustern (ab Seite 130).

3. Lesen Sie die weiteren Schritte auf den Seiten 25–28.

Wie reagiere ich,
und welche Bach-Blütenmuster
sind erkennbar?

❑ Ich fühle mich vom Schicksal ungerecht behandelt
und alleingelassen, weil ich nie im Alltag einen
Mann an meiner Seite habe. *Willow*

❑ Ich frage mich, ob ich es nicht wert bin,
dass ein Mann die Unbequemlichkeit auf sich
nimmt, für mich seine Ehefrau zu verlassen. *Larch, Pine*

❑ Insgeheim bezweifle ich, ob ich wirklich glücklich
wäre, Tag und Nacht einen festen Partner an *Cerato,*
meiner Seite zu haben. *Water Violet*

❑ Andererseits bin ich eifersüchtig und fühle mich
verlassen, wenn er mir erzählt, dass er wieder *Holly,*
mit seiner Familie in Urlaub fährt. *Willow*

❑ Ich frage mich: Gebe ich mich nach außen
unverletzlicher und anspruchsloser, als ich
bin, so dass die Männer glauben müssen,
ich wolle genau wie sie *Beech,*
nur eine Zeitlang Spaß haben? *Water Violet*

❑ Manchmal denke ich, ich habe in Wirklichkeit
Angst, mich tiefer einzulassen. Was ist, wenn *Mimulus,*
ich dann verletzt oder verlassen werde? *Cerato, Agrimony*

16

Ich habe Schwierigkeiten, mich auf eine Beziehung richtig einzulassen.

»Zu Weihnachten sind wir bei Sabines Eltern eingeladen. Ich fürchte, sie will mich bei dieser Gelegenheit als ihren neuen Partner vorstellen. Schon jetzt klingeln bei mir alle Alarmglocken! Der alte Konflikt zwischen dem Wunsch nach emotionaler Nähe und der Angst vor dem Verlust meiner Freiheit bricht wieder voll auf.

Ich bin jetzt 45 Jahre alt und noch immer Junggeselle. Doch mehr und mehr fühle ich mich als Außenseiter und beginne daran zu zweifeln, ob der Preis der Freiheit inzwischen nicht zu hoch ist. Jedes Mal, wenn mir eine Bindung zu eng wurde, habe ich bisher die Flucht ergriffen oder sogar meine Freundin bewusst vor den Kopf gestoßen, um sie loszuwerden. Wenn ich dann aber wieder allein bin, fühle ich mich einsam und ausgestoßen. Das geht so lange, bis ich mich wieder einfangen lasse.

Soll das alles nun bis in alle Ewigkeit so weitergehen? Oder soll ich diesmal das Risiko eingehen und Weihnachten bei der Familie meiner neuen Freundin verbringen und damit ein Signal zur festen Bindung setzen?«

Empfehlung:

1. Notieren Sie: Welche Reaktionen und Blüten treffen auf mich zu? Falls zu wenige Reaktionen gefunden werden, lesen Sie auch die weiteren Fälle in diesem Kapitel.
2. Orientieren Sie sich nach Bedarf auch an den Bach-Blüten-Clustern (ab Seite 130).
3. Lesen Sie die weiteren Schritte auf den Seiten 25–28.

Wie reagiere ich,
und welche Bach-Blütenmuster
sind erkennbar?

❑ Einerseits will ich meine Freundin nicht vor
den Kopf stoßen, andererseits merke ich,
dass ich innerlich aggressiv werde, wenn   *Scleranthus,*
sie auf das Thema »Weihnachten« kommt.   *Cherry Plum*

❑ Insgeheim fühle ich mich von meiner Freundin
genötigt und fürchte, von ihr »beherrscht«   *Willow,*
zu werden.   *Holly*

❑ Wenn ich mich jetzt an meine Freundin binde,
fürchte ich, alle Chancen zu verlieren,
einer anderen zu begegnen, die noch besser   *Wild Oat,*
zu mir passt.   *Mimulus*

❑ Wenn ich eine Bindung wieder gelöst habe,
fühle ich mich als Außenseiter, der   *Heather,*
nirgendwo richtig dazugehört und   *Willow,*
um den sich keiner kümmert.   *Water Violet*

❑ Ich weiß, dass ich übertreibe, kann mich aber   *Vervain,*
gegen diese Schlussfolgerung »Weihnachten –   *Clematis,*
Falle – Ehefessel« nicht wehren.   *White Chestnut*

❑ Ich scheue mich, mit meiner Freundin über
meinen inneren Konflikt zu sprechen, weil ich   *Agrimony,*
fürchte, sie zu erschrecken und zu enttäuschen,   *Holly,*
wenn ich ehrlich bin.   *Mimulus*

17

Hält mein Mann
zu seiner Großfamilie
oder zu mir?

»*Als ich Rolf kennenlernte, wusste ich, wie sehr er an seiner Familie hängt. Schon bei unserem ersten Rendezvous hat er ständig von seinen Eltern und Geschwistern erzählt. Ich fand das damals toll, weil ich mir als Einzelkind immer, eine Großfamilie gewünscht hatte. Erst als unser Sohn Jens zur Welt kam, wurde mir bewusst, dass so eine Sippschaft auch ihre Nachteile hat.*

Meine Schwiegermutter kommt dauernd bei mir vorbei und gibt mir Ratschläge, um die ich sie gar nicht gebeten habe. Auch meine beiden Schwägerinnen, die selbst Kinder haben, demonstrieren mir ständig, wie eine perfekte Ehefrau und Mutter zu sein hat – selbst in Rolfs Gegenwart. Wenn ich mich darüber bei Rolf beschwere, blockt er ab und sagt: ›Lass sie doch, sie meinen es ja nur gut mir dir!‹ Und an jedem Wochenende verbringen wir mindestens einen halben Tag bei seiner Familie. Er kann sich einfach überhaupt nicht von seiner Sippe lösen.

Bald ist Weihnachten, und Rolf traut sich nicht, seiner Mutter zu sagen, dass wir lieber allein feiern möchten.«

Empfehlung:

1. Notieren Sie: Welche Reaktionen und Blüten treffen auf mich zu? Falls zu wenige Reaktionen gefunden werden, lesen Sie auch die weiteren Fälle in diesem Kapitel.

2. Orientieren Sie sich nach Bedarf auch an den Bach-Blüten-Clustern (ab Seite 130).

3. Lesen Sie die weiteren Schritte auf den Seiten 25–28.

Wie reagiere ich,
und welche Bach-Blütenmuster
sind erkennbar?

❏ Ich fühle mich von der Familie meines Mannes   *Willow,*
  bevormundet.   *Larch*

❏ Ich bin enttäuscht, dass mein Mann gar nicht
  versteht, was ich meine.   *Gentian*

❏ Manchmal halte ich meinen Mann für sehr unreif.   *Beech*

❏ Ich komme mir unfähig vor und fühle mich   *Larch,*
  manchmal als das Aschenbrödel der Familie.   *Willow*

❏ Ich habe das Gefühl, gegen die familiäre
  Übermacht mit meinen eigenen Vorstellungen   *Centaury,*
  nicht bestehen zu können.   *Walnut*

❏ Ich ärgere mich über meine Schwiegersippe   *Holly,*
  mehr, als ich es nach außen zeige.   *Agrimony,*
                                              Cherry Plum

18

Mein Mann will mehr Sex als ich.

»Warum können wir nicht einfach mal nur kuscheln und uns liebevoll in den Arm nehmen? Nein, bei uns ist das nicht möglich. Wenn wir uns berühren, führt es immer unweigerlich zum Sex. Klaus meint, das sei völlig normal.

Nicht, dass es mir nicht auch gefällt, aber zwischendurch würde ich einfach gern mal nur reine Zärtlichkeit genießen, ohne Sex. Es würde mir auch zeigen, dass Klaus mich nicht nur liebt, weil wir guten Sex haben, sondern weil er überhaupt gern meine Nähe und unsere Berührungen spürt.

Ich habe Angst, ihn zu verlieren, wenn ich seine sexuellen Annäherungen ab und zu ablehne.«

Empfehlung:

1. Notieren Sie: Welche Reaktionen und Blüten treffen auf mich zu? Falls zu wenige Reaktionen gefunden werden, lesen Sie auch die weiteren Fälle in diesem Kapitel.

2. Orientieren Sie sich nach Bedarf auch an den Bach-Blüten-Clustern (ab Seite 130).

3. Lesen Sie die weiteren Schritte auf den Seiten 25–28.

Wie reagiere ich,
und welche Bach-Blütenmuster
sind erkennbar?

❑ Es war schon immer ein Problem für mich,
»nein« zu sagen.   *Centaury*

❑ Ich fürchte, dass mein Mann mich betrügt,
wenn er nicht sein gewohntes Maß an Sex   *Mimulus,*
von mir bekommt.   *Chicory*

❑ Dann fühle ich mich auch schuldig, weil ich nicht
so leidenschaftlich bin, wie er es sich wünscht.   *Pine*

❑ Ich habe Angst, dass mein Mann mich seinen
Frust spüren lässt und unsere Beziehung im   *Chicory,*
täglichen Umgang miteinander leidet.   *Mimulus*

❑ Soll ich es machen wie meine Mutter, die meinte,
man müsste Sex auch mal still leidend   *Honeysuckle,*
über sich ergehen lassen?   *Chicory*

❑ Ich weiß nicht, wie ich meinem Mann deutlich
machen soll, dass ich andere Bedürfnisse habe   *Cerato,*
als er.   *Walnut*

19

In unserer Partnerschaft komme ich zu kurz.

»Mein Mann macht, was er will. Für andere hat er immer Zeit. Er geht mit seinen Kollegen zum Biertrinken und hilft dem Nachbarn beim Bäumefällen. Aber wenn ich ihn einmal bitte, den Rasen zu mähen, sagt er: ›Mach ich schon‹, tut es aber nie. Er hilft nur dann, wenn er Lust dazu hat, aber nicht, wenn es erforderlich ist. Zum Beispiel stehen mehrere Kisten Mineralwasser im Flur, die er schon vor Tagen in den Keller tragen wollte. Wenn ich ihn aber ständig daran erinnere, komme ich mir selber schon wie eine Nervensäge vor.

Um keine miese Stimmung aufkommen zu lassen, sage ich meistens lieber doch nichts. Eigentlich springe ich zugunsten unserer Beziehung ständig über meinen eigenen Schatten, aber von seiner Seite aus erlebe ich das nie.

Wenn ich mit meinem Mann darüber reden will, blockt er ab. Allmählich platzt mir der Kragen. So habe ich mir eine funktionierende Partnerschaft nicht vorgestellt. Am liebsten würde ich ihn vor die Entscheidung stellen: ›Entweder du änderst dich, oder ich verlasse dich!‹«

Empfehlung:

1. Notieren Sie: Welche Reaktionen und Blüten treffen auf mich zu? Falls zu wenige Reaktionen gefunden werden, lesen Sie auch die weiteren Fälle in diesem Kapitel.

2. Orientieren Sie sich nach Bedarf auch an den Bach-Blüten-Clustern (ab Seite 130).

3. Lesen Sie die weiteren Schritte auf den Seiten 25–28.

Wie reagiere ich,
und welche Bach-Blütenmuster
sind erkennbar?

❏ Ich werfe meinem Mann innerlich vor, dass ich
sehr viel für unsere Partnerschaft tue, er aber
nichts zurückgibt. *Chicory*

❏ Manchmal glaube ich, wir passen einfach nicht
zusammen, weil wir zu unterschiedlich sind. *Gentian*

❏ Ich bin traurig, dass mein Mann meine Wünsche *Willow,*
nicht respektiert, und fühle mich ausgenutzt. *Gentian*

❏ Ich versuche, ihm zu vermitteln, was ich meine,
aber er versteht mich nicht. Dann zweifle ich *Cerato,*
an mir selber und frage mich, ob ich übertreibe. *Larch*

❏ Um des lieben Friedens willen versuche ich,
mir meine Enttäuschung nicht anmerken
zu lassen. *Agrimony*

❏ Oft brodelt es so in mir, dass ich Phantasien
habe, wie schlecht er dastehen würde, *Cherry Plum,*
wenn ich ihn verlasse. *Holly*

❏ Ich leide darunter, dass ich mit meinem Mann
nicht ausführlich über unsere Probleme
sprechen kann. *Heather*

20

Soll ich meinen Seitensprung beichten?

»*Mein Mann Max hatte mir einen Skiurlaub geschenkt, und ich habe seine Großzügigkeit schamlos ausgenutzt. Mit einer Freundin fuhr ich nach Ischgl in Tirol.*

Eigentlich habe ich mich immer gut im Griff, aber dann war es wie in einer TV-Soap: In einer der vielen Après-Ski-Hütten trafen wir einen braungebrannten Skilehrer, den ich äußerst anziehend fand. Vielleicht hat der starke Jagatee ja auch seinen Teil dazu getan, jedenfalls fanden wir uns nur wenige Stunden später auf meinem Zimmer wieder.

Für mich war es nur ein ›One-Night-Stand‹. Doch schon am nächsten Morgen, als ich die bedeutungsvollen Blicke meiner Freundin auffing, schämte ich mich dafür. Max hat zwar nichts gemerkt, aber ich schwanke ständig zwischen einem Geständnis und ewigem Verschweigen. Die Ungewissheit, ob er nicht doch etwas ahnt oder meine Freundin sich verplappert, verfolgt mich. Das schlechte Gewissen plagt mich so, dass ich ihm den Seitensprung am liebsten beichten würde, aber ich bin zu feige. Man weiß ja nie, wie Männer auf so ein Geständnis reagieren!«

Empfehlung:

1. Notieren Sie: Welche Reaktionen und Blüten treffen auf mich zu? Falls zu wenige Reaktionen gefunden werden, lesen Sie auch die weiteren Fälle in diesem Kapitel.
2. Orientieren Sie sich nach Bedarf auch an den Bach-Blüten-Clustern (ab Seite 130).
3. Lesen Sie die weiteren Schritte auf den Seiten 25–28.

Wie reagiere ich, und welche Bach-Blütenmuster sind erkennbar?

❑ Ich bin über mich selbst erschrocken, dass ich so leicht zu haben war.
    Beech, Star of Bethlehem

❑ Ich darf mir einen solchen Fehltritt nicht noch einmal erlauben und muss mich in Zukunft noch besser beherrschen.
    Rock Water, Cherry Plum

❑ Ich habe Angst, meinem Mann den Seitensprung zu beichten, weil ich nicht weiß, wie er reagiert.
    Mimulus

❑ Ich fürchte, dass mein Mann doch etwas ahnt oder per Zufall etwas herauskommt.
    Aspen, Holly

❑ Ich werfe mir vor, dass ich das Vertrauen meines Mannes missbraucht habe.
    Pine

❑ Obwohl diese kurze Affäre schon lange zurückliegt, kreisen meine Gedanken immer wieder um dieses Problem.
    White Chestnut

21

Ich kann unsere
Wochenend-Beziehung
nicht mehr verkraften.

»*Im letzten Jahr haben Roland und ich uns im Urlaub auf Fuerteventura kennengelernt. Er ist bei einer großen Autofirma in Stuttgart beschäftigt, und ich leite ein Hotel garni in Graz. Deshalb sehen wir uns immer nur am Wochenende: mal bei ihm, mal bei mir. Normalerweise telefonieren wir abends miteinander.*

Doch wenn ich ihn mal nicht erreiche, werde ich gleich misstrauisch, da Rolands Ex-Frau auch in Stuttgart lebt. Dann läuft bei mir ein Film ab mit Horrorvorstellungen, dass er es nicht ernst meint und mich über kurz oder lang verlässt.

Wenn wir uns dann am Wochenende sehen, muss er mir ständig versichern, wie sehr er mich liebt, und sich pausenlos um mich kümmern. Gleichzeitig merke ich aber, dass ich ihm damit auf die Nerven gehe und er innerlich auf Distanz geht.«

Empfehlung:

1. Notieren Sie: Welche Reaktionen und Blüten treffen auf mich zu? Falls zu wenige Reaktionen gefunden werden, lesen Sie auch die weiteren Fälle in diesem Kapitel.

2. Orientieren Sie sich nach Bedarf auch an den Bach-Blüten-Clustern (ab Seite 130).

3. Lesen Sie die weiteren Schritte auf den Seiten 25–28.

Wie reagiere ich, und welche Bach-Blütenmuster sind erkennbar?

❏ Ich kann mich nicht gegen die Vorstellung
wehren, dass mein Freund mich betrügt   *White Chestnut,*
und verlässt.   *Willow*

❏ Ich bin schon bei Kleinigkeiten misstrauisch und
eifersüchtig, zum Beispiel wenn ich ihn telefonisch
nicht sofort erreiche.   *Holly*

❏ Manchmal warte ich stundenlang auf seinen
Rückruf und kann mich auf nichts anderes
mehr konzentrieren.   *Red Chestnut*

❏ Ich erwarte am Wochenende von meinem Freund,
dass er sich ausschließlich mir widmet.   *Heather*

❏ Wenn ein Missverständnis nicht sofort am Telefon
geklärt werden kann, belastet mich das oft   *Agrimony,*
bis zum Wochenende.   *Star of Bethlehem*

❏ Ich versuche, am Wochenende alles nachzuholen,
was andere Leute in einer normalen Beziehung   *Chicory,*
auf die gesamte Woche verteilen können.   *Vervain*

❏ Ich ertappe mich dabei, dass ich mein Denken   *Vervain,*
mehr und mehr nur noch auf das Wochenende   *Heather,*
fixiere und dass meine anderen Interessen   *Red Chestnut,*
dabei zu kurz kommen.   *White Chestnut*

22

Ich habe erfahren,
dass mein Mann
ein Verhältnis hat.

»Ich habe immer gedacht, dass Urs und ich eine Traumehe führen. Seit fünfzehn Jahren sind wir verheiratet, und Urs hat mir immer wieder versichert, wie glücklich er doch mit mir sei. Plötzlich musste ich auf einer Betriebsfeier erfahren, dass mein Mann schon längere Zeit eine Affäre mit einer Kollegin hat.

Für mich brach eine Welt zusammen. Ich kann es nicht verstehen, denn meiner Meinung nach hatten wir nie Probleme. Ich habe doch alles getan und ihm jeden Wunsch von den Augen abgelesen!

Warum tut er mir das an? Das habe ich nicht verdient. Das werde ich ihm nie verzeihen! Ich bin tief verletzt und verzweifelt. Wenn ich an die Zukunft denke, wird mir ganz schlecht, alles ist verloren. Ich weiß nicht, wie es weitergehen soll.«

Empfehlung:

1. Notieren Sie: Welche Reaktionen und Blüten treffen auf mich zu? Falls zu wenige Reaktionen gefunden werden, lesen Sie auch die weiteren Fälle in diesem Kapitel.
2. Orientieren Sie sich nach Bedarf auch an den Bach-Blüten-Clustern (ab Seite 130).
3. Lesen Sie die weiteren Schritte auf den Seiten 25–28.

Wie reagiere ich,
und welche Bach-Blütenmuster
sind erkennbar?

❏ Die Erkenntnis hat mich getroffen wie ein
   Hammerschlag. Noch immer fühle ich
   mich wie betäubt. *Star of Bethlehem*

❏ Ich kann keinen klaren Gedanken mehr
   fassen, immer wieder kreist diese *White Chestnut,*
   Nachricht in meinem Kopf. *Star of Bethlehem*

❏ Ich habe das Gefühl, als ob man mir den
   Boden unter den Füßen weggezogen hätte *Willow,*
   und ich völlig in der Luft hänge. *Heather*

❏ Ich bin tief verletzt und verzweifelt. *Holly, Sweet Chestnut*

❏ Ich fühle mich betrogen und ausgenutzt. *Chicory, Willow*

❏ Ich mache mir Vorwürfe, dass ich es nicht selbst *Beech,*
   gemerkt habe und so blind war. *Pine*

❏ Ich habe keine Hoffnung mehr, *Sweet Chestnut,*
   dass wir wieder zusammenfinden. *Gorse*

23

Mein Mann wirft mir immer wieder Geldverschwendung vor.

»Ulrich und ich streiten uns eigentlich selten, und wenn, dann nur ums liebe Geld. Mein Mann arbeitet bei der Baubehörde, und wir haben nur ein begrenztes Budget. Wir haben zwei Kinder (5 und 7), und ich versuche, meine Familie so gesund wie nur möglich zu ernähren. Doch Ulrich kann meinen angeblichen ›Öko-Tick‹ nicht verstehen. Produkte aus dem Bioladen findet er viel zu teuer.

Er wirft mir Geldverschwendung vor und möchte lieber jeden Cent in den Bausparvertrag stecken, damit wir aus der teuren Mietwohnung ausziehen können. ›Dann ist unsere Zukunft gesichert‹, sagt er immer. Mir dagegen ist es viel wichtiger, uns jetzt gesund zu ernähren, denn ich finde, die beste Investition in die Zukunft ist Gesundheitsvorsorge.

In diesem Punkt haben wir sehr unterschiedliche Wertvorstellungen. Ich habe oft versucht, mit ihm darüber zu sprechen, aber ohne Erfolg. Diese nervenzerfetzenden Diskussionen haben uns keinen Schritt weitergebracht. Deshalb habe ich meinem Mann vorgeschlagen, zu einer Paarberatung zu gehen. Aber dafür möchte mein Mann erst recht kein Geld ausgeben.«

Empfehlung:

1. Notieren Sie: Welche Reaktionen und Blüten treffen auf mich zu? Falls zu wenige Reaktionen gefunden werden, lesen Sie auch die weiteren Fälle in diesem Kapitel.
2. Orientieren Sie sich nach Bedarf auch an den Bach-Blüten-Clustern (ab Seite 130).
3. Lesen Sie die weiteren Schritte auf den Seiten 25–28.

Wie reagiere ich,
und welche Bach-Blütenmuster
sind erkennbar?

❑ Ich gebe mir alle Mühe, meine Familie gesund
zu ernähren, aber es wird nicht gewürdigt.   *Chicory*

❑ Da mein Mann in unserer Familie derjenige ist,
der das Geld verdient, fühle ich mich von ihm   *Willow,*
abhängig.   *Vine*

❑ Die endlosen Diskussionen zermürben mich,
weil wir auf der Stelle treten und uns   *Chestnut Bud,*
keinen Schritt näher kommen.   *Gorse*

❑ Wenn wir über Geld streiten, werden wir
so gemein und persönlich, wie ich es   *Holly,*
nie von uns gedacht hätte.   *Star of Bethlehem*

❑ Ich fühle mich von meinem Mann nicht
verstanden und ernst genommen. Das macht
mich traurig.   *Mustard*

❑ Jetzt hat sich die Situation innerlich für
mich so zugespitzt, dass ich nicht mehr
weiterweiß.   *Sweet Chestnut*

24

Mein Mann
ist ein großes Kind.

»Als ich Manfred vor vier Jahren auf einem Straßenfest kennenlernte, beeindruckte er mich durch seinen sprühenden Charme und seine Intelligenz. Als ich erfuhr, dass er Gymnasiallehrer ist, dachte ich: ›Bei diesem Mann handelt es sich um ein besonders verantwortungsvolles Exemplar.‹

Erst in der Ehe merkte ich allmählich, dass dies ein Trugschluss war. Denn jetzt bin ausschließlich ich diejenige, die Verantwortung trägt. Für Manfred scheint dies ein Fremdwort zu sein. Ganz selbstverständlich schiebt er die verhasste Steuererklärung an mich ab. Inzwischen zahle ich auch sämtliche Rechnungen. Ich kann mich nämlich nicht auf Manfreds Zusage, sie pünktlich zu begleichen, verlassen.

Selbst in Kleinigkeiten zeigt sich seine kindliche Sorglosigkeit. Zum Beispiel kocht er gern und hinterlässt die Küche wie ein Schlachtfeld. Doch je mehr ich von seinen Aufgaben übernehme, desto mehr zieht Manfred sich aus der gemeinsamen Verantwortung zurück. Aber ich will einen erwachsenen Partner und kein großes Kind.«

Empfehlung:

1. Notieren Sie: Welche Reaktionen und Blüten treffen auf mich zu? Falls zu wenige Reaktionen gefunden werden, lesen Sie auch die weiteren Fälle in diesem Kapitel.

2. Orientieren Sie sich nach Bedarf auch an den Bach-Blüten-Clustern (ab Seite 130).

3. Lesen Sie die weiteren Schritte auf den Seiten 25–28.

Wie reagiere ich,
und welche Bach-Blütenmuster
sind erkennbar?

❏ Es überfordert mich, dass ich für alles
verantwortlich sein muss. *Elm*

❏ Ich bin müde und ausgelaugt. *Olive, Elm*

❏ Ich fühle mich alleingelassen, weil ich mich *Heather,*
nicht auf meinen Partner verlassen kann. *Willow*

❏ Ich habe das Gefühl, wenn ich die Zügel *Cherry Plum,*
aus der Hand gebe, bricht das Chaos aus. *Elm*

❏ Ich halte Manfred für unordentlich, oberflächlich
und passiv und kann kaum noch gute Seiten an
ihm entdecken. *Beech*

❏ Von meinen Gefühlen für ihn ist so gut wie *Holly,*
nichts mehr übrig geblieben. *Gorse*

❏ Ich würde meinen Mann gern ändern, *Chicory, Beech,*
weiß aber nicht, wie. *Chestnut Bud*

25

Soll ich meinen Mann wieder bei mir aufnehmen?

»Vor zwei Jahren haben wir nach zehnjähriger Ehe einen Schlussstrich gezogen. Ich hatte erfahren, dass Uwe eine Affäre mit seiner Sekretärin hat. Uwe zog in eine andere Wohnung und ließ mich mit Beate (9) und Sven (7) in unserem Reihenhaus zurück. Natürlich war die Trennung den Kindern nicht recht, obwohl sie ihren Vater so oft sehen durften, wie sie wollten. Anfangs fragten sie ständig: ›Wann kommt Papa zurück?‹

Ich versuchte, den Verlust so gut wie möglich wettzumachen, und verbrachte so viel Zeit wie möglich mit ihnen, ging mit Sven sogar dauernd auf den Fußballplatz. Häufig wünschte ich mir den Mann an meiner Seite zurück, aber gleichzeitig war ich zu stolz, das gegenüber irgendjemandem zuzugeben.

Jetzt möchte mein Mann auf einmal doch wieder zu mir und den Kindern zurückkehren. Aber kann ich mich wirklich auf ihn verlassen?«

Empfehlung:

1. Notieren Sie: Welche Reaktionen und Blüten treffen auf mich zu? Falls zu wenige Reaktionen gefunden werden, lesen Sie auch die weiteren Fälle in diesem Kapitel.
2. Orientieren Sie sich nach Bedarf auch an den Bach-Blüten-Clustern (ab Seite 130).
3. Lesen Sie die weiteren Schritte auf den Seiten 25–28.

Wie reagiere ich,
und welche Bach-Blütenmuster
sind erkennbar?

❏ Ich bin unsicher, was ich tun soll.
  Ich fühle mich hin- und hergerissen.   *Scleranthus*

❏ Mein Verstand sagt mir: Es hat keinen Sinn mehr.
  Mein Herz sagt etwas anderes. Einerseits fühle ich
  mich noch zu meinem Mann hingezogen, andererseits habe ich Angst, dass er mich wieder   *Holly,*
  betrügt, und verspüre Wut.   *Scleranthus*

❏ Diese Wankelmütigkeit ist typisch für mich. Wenn
  ich Entscheidungen treffe, habe ich hinterher   *Cerato,*
  Zweifel, ob sie richtig waren.   *Scleranthus*

❏ Falls wir doch nicht mehr zusammenkommen,
  habe ich Sorge, ob ich fähig bin, die Erziehung   *Elm,*
  meiner Kinder auf Dauer allein zu bewältigen.   *Gentian*

❏ Ich verlange immer das Maximum von mir.   *Rock Water,*
  Deshalb verausgabe ich mich vielleicht zu stark.   *Vervain*

❏ Es hat nicht viel Zweck, andere zu Rate zu
  ziehen, denn sie können mir doch nicht
  weiterhelfen.   *Water Violet*

26

Meine Frau hat überraschend die Scheidung eingereicht. Warum?

»Ich habe eine eigene Firma, sehe mit 42 Jahren dank regelmäßigem Golf- und Tennistraining noch recht passabel aus, kann überall mitreden und halte mich auch sonst für einen ganz netten, umgänglichen Kerl.

Deshalb hat es mich einfach umgehauen, als Ingrid mir nach zwölf Jahren Ehe vor drei Monaten aus heiterem Himmel erklärte, dass sie die Scheidung eingereicht hat. Wenn sie einen anderen kennengelernt hätte, würde ich ihren Schritt vom Verstand her wenigstens nachvollziehen können. Aber einfach so alles aufzugeben?

Sie ist dann auch ziemlich schnell aus unserem gemeinsamen Haus ausgezogen und hat Marc (11) und Anna (8) mitgenommen. Ihr Vorwurf, ich sei unsensibel und egoistisch, geht mir nicht aus dem Kopf. Ich habe mich viel um den Aufbau meiner kleinen Firma gekümmert, um meiner Familie das Leben zu ermöglichen, das wir führten. Ich bin jetzt völlig ratlos, weil ich nicht weiß, was ich hätte anders machen sollen.«

Empfehlung:

1. Notieren Sie: Welche Reaktionen und Blüten treffen auf mich zu? Falls zu wenige Reaktionen gefunden werden, lesen Sie auch die weiteren Fälle in diesem Kapitel.
2. Orientieren Sie sich nach Bedarf auch an den Bach-Blüten-Clustern (ab Seite 130).
3. Lesen Sie die weiteren Schritte auf den Seiten 25–28.

Wie reagiere ich,
und welche Bach-Blütenmuster
sind erkennbar?

❑ Ich bin völlig ratlos und stelle mich
 selbst in Frage. *Cerato, Beech*

❑ Mein Stolz ist verletzt. Ich bin tief
 gekränkt. *Holly, Willow*

❑ Wie ein Mühlrad kreisen nachts die Gedanken
 darum, was ich wohl falsch gemacht haben
 könnte. *White Chestnut*

❑ Ich habe sofort wieder eine Affäre
 mit einer alten Freundin angefangen.
 Sie gibt mir das Gefühl, *Wild Oat,*
 immer noch ein toller Mann zu sein. *Larch, Vervain*

❑ Insgeheim habe ich aber Angst, mich
 auf eine neue Frau einzulassen,
 weil ich fürchte, ihren Ansprüchen *Larch,*
 nicht gewachsen zu sein. *Gentian*

❑ Ich fürchte, dass sich meine Kinder von mir
 entfremden. *Mimulus*

27

Wir haben uns auseinandergelebt, aber ich scheue die Trennung.

»Unsere Beziehung ist nach zehn Jahren Ehe zur Gewohnheit geworden. Ich glaube auch nicht mehr, dass sich daran noch etwas ändert. Wenn wir miteinander reden, herrscht sofort ein aggressiver Ton, und es gibt nur Streit. Nach außen führen wir eine harmonische Ehe, nur wenige Freunde wissen, wie es tatsächlich darum bestellt ist.

Gefühlsmäßig habe ich mich von Stefan zurückgezogen. Auch sexuell läuft schon lange nichts mehr zwischen uns. Wir finden uns wohl beide nicht mehr begehrenswert. Ich will zwar so nicht mehr weitermachen und mit dieser Lüge nach außen leben, habe aber Angst, mich zu trennen: Angst, allein zu sein, Angst, die falsche Entscheidung zu treffen.

Freunde, die eingeweiht sind, raten mir von einer Trennung ab: ›So einen guten Partner wirst du nie mehr bekommen!‹ Vielleicht haben sie recht, aber unglücklicher, als ich jetzt bin, kann ich nach einer Scheidung auch nicht mehr werden. Ich quäle mich mit schrecklichen Zweifeln!«

Empfehlung:

1. Notieren Sie: Welche Reaktionen und Blüten treffen auf mich zu? Falls zu wenige Reaktionen gefunden werden, lesen Sie auch die weiteren Fälle in diesem Kapitel.
2. Orientieren Sie sich nach Bedarf auch an den Bach-Blüten-Clustern (ab Seite 130).
3. Lesen Sie die weiteren Schritte auf den Seiten 25–28.

Wie reagiere ich,
und welche Bach-Blütenmuster
sind erkennbar?

❑ Ich ärgere mich darüber, dass ich so schnell
  aggressiv reagiere.   *Holly*

❑ Ich lasse mir nicht anmerken, wie zerrissen ich
  innerlich bin, weil ich nicht möchte, dass man
  über uns redet.   *Agrimony*

❑ Ich fürchte, meinem Mann weh zu tun, wenn   *Pine,*
  ich ihm sage, dass ich ihn nicht mehr liebe.   *Mimulus*

❑ Es ist nicht einfach, nach zehn
  Jahren Ehe alles aufzugeben.   *Honeysuckle,*
  Die Vorstellung macht mich traurig.   *Mustard*

❑ Ich habe Angst, die falsche Entscheidung   *Mimulus,*
  zu treffen.   *Scleranthus*

❑ Wenn ich die Beziehungen meiner Freundinnen
  mit meiner Ehe vergleiche, habe ich das Gefühl,
  versagt zu haben.   *Larch*

28

Single (34): Wenn ich
am Wochenende nichts vorhabe,
falle ich in ein emotionales Loch.

»Ich bin Single. Nicht aus Überzeugung, sondern weil es sich
halt so ergeben hat. Ich habe immer auf die große Hollywood-
Romanze gewartet, aber der ›Traumpartner‹ ist mir bis jetzt
nicht begegnet. Mit meinem Single-Dasein komme ich von
Montag bis Freitag gut zurecht. Denn als Anwältin in einer
Sozietät fühle ich mich als wichtiger Teil einer funktionieren-
den Gemeinschaft und weiß, dass meine Arbeit sinnvoll ist.
Wie gesagt, von Montag bis Freitag.

Aber am Wochenende falle ich aus den Strukturen heraus, die
mir Sicherheit geben. Allein essen oder ins Kino zu gehen,
macht mir auch wenig Spaß, weil ich mich dann mit niemandem unterhalten kann. Nur selten besuche ich meine Schwester, um nicht ständig mit ihrer ›happy family‹ konfrontiert zu
sein.

Mir graut auch vor Feiertagen. Jetzt steht Silvester vor der Tür,
und ich habe noch keine Einladung. Ich habe Hemmungen,
mich bei Freunden selbst einzuladen, weil ich davon ausgehe,
dass jeder in mir doch die erfolgreiche Anwältin sieht, die sicher viele Einladungen bekommt.«

Empfehlung:

1. Notieren Sie: Welche Reaktionen und Blüten treffen auf
   mich zu? Falls zu wenige Reaktionen gefunden werden,
   lesen Sie auch die weiteren Fälle in diesem Kapitel.
2. Orientieren Sie sich nach Bedarf auch an den Bach-Blüten-
   Clustern (ab Seite 130).
3. Lesen Sie die weiteren Schritte auf den Seiten 25–28.

Wie reagiere ich,
und welche Bach-Blütenmuster
sind erkennbar?

❏ Manchmal möchte ich einfach das Wochenende
ohne Planung auf mich zukommen
lassen, fürchte aber, dass ich dann
allein bleibe und mich einsam   *Mimulus,*
und überflüssig fühle.   *Heather*

❏ Neidisch schaue ich auf das Familienglück
meiner Schwester.   *Holly*

❏ Ich sehne mich eigentlich nach einem festen   *Agrimony,*
Partner, mag es aber nicht zugeben.   *Water Violet*

❏ Ein Wochenende allein kann ich nicht richtig
entspannt genießen, obwohl ich es zum Ausgleich
gut gebrauchen könnte.   *Scleranthus*

❏ Ich fürchte, andere zu nerven, wenn ich sie anrufe, um mit ihnen etwas für das Wochenende
zu planen. Um mir keine Blöße zu geben,
mag ich außerdem nicht zugeben, dass ich   *Water Violet,*
z.B. zu Silvester keine Einladung habe.   *Agrimony*

29

Für meine Freundin bin ich nur der seelische Mülleimer.

»Sabine und ich haben uns vor drei Jahren bei einem Malkurs kennengelernt und waren uns gleich sympathisch. Wir sind fast gleich alt – beide Anfang 40 –, Singles und haben viele gemeinsame Interessen. Wir fahren zusammen in Urlaub und treffen uns fast jedes Wochenende.

Ich mag Sabine sehr gerne, nur eines hat mich schon immer an ihr gestört: Sie lädt den ganzen Frust, den sie in der Firma hat, und die Sorge um ihre kranke Mutter bei mir ab. Stundenlang redet sie darüber.

Ich habe immer ein offenes Ohr für sie, selbst wenn sie gelegentlich mitten in der Nacht anruft. Aber wenn ich auch mal ein eigenes Problem mit ihr besprechen möchte, fällt sie mir immer ins Wort und funkt mit einem eigenen Erlebnis dazwischen. Aus meiner Geschichte wird dann ihre Geschichte. Sie hört mir gar nicht mehr zu, und ich bleibe mit meinen Angelegenheiten auf der Strecke.

Ich frage mich: ›Bin ich eigentlich nur ihr seelischer Mülleimer?‹ Das belastet unsere Freundschaft. Eigentlich müsste ich mit ihr darüber reden, aber ich traue mich nicht.«

Empfehlung:

1. Notieren Sie: Welche Reaktionen und Blüten treffen auf mich zu? Falls zu wenige Reaktionen gefunden werden, lesen Sie auch die weiteren Fälle in diesem Kapitel.
2. Orientieren Sie sich nach Bedarf auch an den Bach-Blüten-Clustern (ab Seite 130).
3. Lesen Sie die weiteren Schritte auf den Seiten 25–28.

Wie reagiere ich,
und welche Bach-Blütenmuster
sind erkennbar?

❏ Ich kann mich gegen den Redeschwall meiner
Freundin nicht behaupten.   *Centaury*

❏ Ich habe das Gefühl, dass ihr meine Probleme
völlig egal sind. Und manchmal glaube ich,   *Gentian,*
dass ich für sie nur Mittel zum Zweck bin.   *Holly*

❏ Ich fühle mich oft verletzt, habe aber bisher   *Holly,*
immer gute Miene zum bösen Spiel gemacht.   *Agrimony*

❏ Ich fürchte mich, meine Freundin zu kritisieren,
aus Angst, dass sie sich von mir abwendet und   *Chicory,*
ich sie verliere.   *Mimulus*

❏ Wenn ich mir vorstelle, dass sie sich von
mir trennt, würde ich seelisch völlig in   *Heather,*
der Luft hängen.   *Red Chestnut*

❏ Ich habe Angst, meine Freizeit wieder allein
verbringen zu müssen.   *Mimulus*

30

*Ich habe meine
bettlägerige Mutter
bei mir aufgenommen.*

»Meine Mutter (87) ist seit zwei Jahren bettlägerig und dement. Ich habe sie aufgenommen, weil ich ihr all die Liebe und Fürsorge zurückgeben wollte, die ich einmal von ihr bekommen habe. Außerdem bin ich ledig, Rentnerin und habe auch ein Zimmer übrig. Mein Bruder ist nicht in der Lage, meine Mutter aufzunehmen, weil er eine eigene Familie hat.

Jetzt betreue ich meine Mutter zusammen mit einem Pflegedienst, aber selbst so ist die Situation noch schwierig genug. Wenn ich mal ausgehe, ob Kino, Gymnastik oder Treffen mit Freundinnen, kann ich das gar nicht richtig genießen. Auch Urlaubsreisen zu organisieren, ist immer sehr problematisch. Außerdem muss ich dann ständig an zu Hause denken und daran, ob meine Mutter auch richtig versorgt ist.

Mein Leben hat sich seit der Pflege völlig verändert. Physisch und psychisch zehrt alles doch mehr an meinen Kräften, als ich es mir vorgestellt habe. Deshalb ringe ich seit einiger Zeit mit der Entscheidung, meine Mutter nun doch in ein Pflegeheim zu geben.«

Empfehlung:

1. Notieren Sie: Welche Reaktionen und Blüten treffen auf mich zu? Falls zu wenige Reaktionen gefunden werden, lesen Sie auch die weiteren Fälle in diesem Kapitel.

2. Orientieren Sie sich nach Bedarf auch an den Bach-Blüten-Clustern (ab Seite 130).

3. Lesen Sie die weiteren Schritte auf den Seiten 25–28.

Wie reagiere ich,
und welche Bach-Blütenmuster sind erkennbar?

❑ Ich bin völlig ausgelaugt und fühle mich als   *Olive,*
Märtyrer, der Tag für Tag stillschweigend   *Hornbeam,*
die ihm auferlegte Bürde erträgt.   *Oak*

❑ Ich fühle mich enttäuscht, dass niemand aus   *Chicory,*
meiner Familie anerkennt, was ich täglich leiste. *Gentian*

❑ Insgeheim mache ich meinem Bruder den
Vorwurf, dass er mir so gar keine Arbeit   *Agrimony,*
abnimmt.   *Holly, Willow*

❑ Ich kann meine spärlichen Freizeitaktivitäten
nicht richtig genießen, weil ich in Gedanken
immer bei meiner Mutter bin.   *Red Chestnut*

❑ Manchmal wünsche ich sogar, Mutter würde
bald erlöst, mache mir dann aber sofort bittere
Vorwürfe wegen solcher Gedanken.   *Pine*

31

Hilfe,
ich bin im falschen Beruf!

»Ich bin 35 Jahre alt und Lokalreporterin bei einer kleinen Kreiszeitung. Um ehrlich zu sein, füllt mich der Job geistig nicht aus. Ständig werde ich zu irgendwelchen Vereinssitzungen und Eröffnungen von Sonnenstudios geschickt und habe niemals vor 21 Uhr Dienstschluss. Journalistin zu werden, das war einmal mein Traum, aber der Zeitungsalltag sieht ganz anders aus.

Ich bin deprimiert und ausgelaugt und möchte mich beruflich neu orientieren. Als freie Journalistin hätte ich beispielsweise viel mehr Möglichkeiten, nur noch über das zu berichten, was mich wirklich interessiert. Ich könnte mir aber auch vorstellen, für eine Hilfsorganisation tätig zu werden, dann hätte meine Arbeit wenigstens einen Sinn.

Mein Freund und meine Familie raten mir aber dringend, meine sichere Stellung nicht aufzugeben. Ich bin immer wieder hin- und hergerissen: Soll ich meine Sicherheit behalten oder das Risiko eingehen, auf meine innere Stimme zu hören?«

Empfehlung:

1. Notieren Sie: Welche Reaktionen und Blüten treffen auf mich zu? Falls zu wenige Reaktionen gefunden werden, lesen Sie auch die weiteren Fälle in diesem Kapitel.
2. Orientieren Sie sich nach Bedarf auch an den Bach-Blüten-Clustern (ab Seite 130).
3. Lesen Sie die weiteren Schritte auf den Seiten 25–28.

Wie reagiere ich,
und welche Bach-Blütenmuster
sind erkennbar?

❑ Es kostet mich immer mehr Kraft, morgens
in die Redaktion zu gehen.   *Hornbeam*

❑ Mein Denken kreist ständig um das
Berufsthema. Manchmal schlafe ich die
halbe Nacht nicht, weil ich überlege
und überlege.   *White Chestnut*

❑ Ich schwanke zwischen Sicherheitsdenken
und der Möglichkeit, endlich das zu tun,
was mich innerlich erfüllt und weiterbringt.   *Scleranthus*

❑ Es tauchen immer wieder neue verlockende
Ideen vor meinem geistigen Auge auf.   *Clematis,*
Den roten Faden habe ich noch nicht.   *Wild Oat*

❑ Es verunsichert mich, dass alle Menschen,
die ich kenne, mir abraten, etwas zu verändern.   *Walnut*

❑ Zurzeit finde ich keinen Zugang zu meiner
Intuition, auf die ich mich sonst bei wichtigen
Entscheidungen immer verlassen konnte.   *Cerato*

32

Ich habe Angst, vor Publikum zu sprechen.

»Ich bin Ärztin in einer psychosomatischen Klinik. In unserer Abteilung haben wir ein Therapieprojekt entwickelt, das jetzt auf einem Fachkongress anderen Kollegen vorgestellt werden soll. Da ich das Projekt geleitet habe, meint der Chefarzt, dass ich es auch präsentieren soll. Er will mir damit die Chance geben, mich zu profilieren. Das rechne ich ihm zwar hoch an, habe aber gleichzeitig große Angst vor dieser Veranstaltung.

In meinem ganzen Leben habe ich noch nie vor Publikum sprechen können. Schon als ich zum ersten Mal in der Schule ein Referat halten musste, lief ich rot an, begann zu stottern und konnte mich an nichts mehr erinnern. Irgendwie ist es dann doch gegangen, aber auch während des Studiums habe ich solche Situationen immer wieder vermieden.

Aber ich habe das Gefühl, wenn ich Karriere machen will, kann ich solche Auftritte nicht umgehen. Obwohl ich weiß, dass ich vom Blatt ablesen kann und mir das Team eine Power-Point-Präsentation vorbereitet, bekomme ich schon Schweißausbrüche, wenn ich nur an den Vortragstermin denke.«

Empfehlung:

1. Notieren Sie: Welche Reaktionen und Blüten treffen auf mich zu? Falls zu wenige Reaktionen gefunden werden, lesen Sie auch die weiteren Fälle in diesem Kapitel.
2. Orientieren Sie sich nach Bedarf auch an den Bach-Blüten-Clustern (ab Seite 130).
3. Lesen Sie die weiteren Schritte auf den Seiten 25–28.

Wie reagiere ich,
und welche Bach-Blütenmuster
sind erkennbar?

❑ Wenn ich an den Vortrag denke, bin ich so
  nervös, dass mir das Herz bis zum Hals klopft
  und mir das Blut in den Kopf steigt.   *Rock Rose*

❑ Wenn ich mir vorstelle, wie ich da vorn stehe
  und rot anlaufe, fühle ich mich schutzlos   *Willow,*
  ausgeliefert.   *Rock Rose*

❑ Ich weiß, dass meine Angst übertrieben ist.
  Ich versuche aber, mir das Lampenfieber, das
  ich jetzt schon spüre, nach außen nicht
  anmerken zu lassen.   *Agrimony*

❑ Ich male mir jetzt schon aus, was alles
  schiefgehen könnte.   *Gentian*

❑ Ich setze mich selbst unter großen Druck,
  weil ich alles perfekt machen will.   *Vervain*

❑ Ich bin davon überzeugt, dass meine
  Teamkollegen dieser Aufgabe besser gewachsen
  sind als ich.   *Larch*

33

Ich nehme immer mehr Aufträge an, als ich bewältigen kann.

»Vor kurzem habe ich meinen festen Job als Übersetzerin verloren und mich daraufhin selbständig gemacht. Zwar erhalte ich von meinem früheren Arbeitgeber ab und zu noch einen Auftrag, kann aber ausschließlich davon nicht leben. Also bin ich jetzt gezwungen, auch Aufträge von Übersetzungsbüros anzunehmen.

Dabei gerate ich immer mehr unter Druck, da ich meine Kunden nicht enttäuschen möchte. Auf meinem Schreibtisch türmt sich die Arbeit, weil ich die Ablieferung der Übersetzungen in wenigen Tagen zugesagt habe. Ich nehme eigentlich fast immer zu viele Aufträge gleichzeitig an und verliere dadurch oft den Überblick.

Dann habe ich das Gefühl, in meiner Arbeit zu ertrinken. Also übersetze ich auch bis tief in die Nacht hinein und am Wochenende. Selbst im Urlaub nehme ich meinen Laptop mit. Mein Privatleben geht vor die Hunde. Ich kann nichts mehr planen, esse nur noch Fast Food und schlafe zu wenig. So kann es nicht weitergehen!«

Empfehlung:

1. Notieren Sie: Welche Reaktionen und Blüten treffen auf mich zu? Falls zu wenige Reaktionen gefunden werden, lesen Sie auch die weiteren Fälle in diesem Kapitel.
2. Orientieren Sie sich nach Bedarf auch an den Bach-Blüten-Clustern (ab Seite 130).
3. Lesen Sie die weiteren Schritte auf den Seiten 25–28.

Wie reagiere ich,
und welche Bach-Blütenmuster
sind erkennbar?

☐ Ich habe das Gefühl, in meiner
Arbeit zu ertrinken, *Willow,*
bin völlig überfordert. *Rock Rose*

☐ Ich werfe mir vor, meine Selbständigkeit
organisatorisch nicht in den Griff zu *Larch,*
bekommen. *Elm, Pine*

☐ Ich mag keinen Auftrag ablehnen aus Angst, *Mimulus,*
einen Kunden zu verlieren. *Centaury*

☐ Es gibt Tage, an denen ich am liebsten wie *Clematis,*
gelähmt im Bett bleiben würde, um auf *Hornbeam,*
die Heinzelmännchen zu warten. *Star of Bethlehem*

☐ Andere sagen, das seien normale Anfangsprobleme
und ich müsse lernen, die Termine nach *Centaury,*
meinen Bedürfnissen abzusprechen. *Vine, Elm*

☐ Ich fühle mich wie ein Hamster im Tretrad, *Oak,*
an dem das Leben vorbeirast. *Impatiens*

34

Ich bin plötzlich Chef geworden, werde dieser Rolle aber nicht gerecht.

»Als Elektroingenieur bei einem bekannten Autohersteller erhielt ich vor kurzem die Chance, eine leitende Position einzunehmen. Plötzlich habe ich über zwanzig Mitarbeiter mit Weisungsbefugnis. Aber mit der neuen Rolle als Manager und Führungskraft komme ich nur schwer zurecht.

Früher konnte ich mich auf meine technische Arbeit konzentrieren und galt als Spezialist. Diese Fähigkeiten kann ich jetzt kaum noch einbringen. Stattdessen werde ich ständig von allen Seiten mit Forderungen unter Druck gesetzt. Die Geschäftsleitung zwingt meiner Abteilung bestimmte Termine auf, aber meine Mitarbeiter beweisen mir, dass sie ohne Qualitätseinbußen realistischerweise nicht zu halten sind.

Ständig muss ich meine Pläne über den Haufen werfen und mich umorientieren, um allen Parteien gerecht zu werden. Manchmal würde ich am liebsten auf Titel und Managergehalt verzichten, um meinen Seelenfrieden wiederzufinden.«

Empfehlung:

1. Notieren Sie: Welche Reaktionen und Blüten treffen auf mich zu? Falls zu wenige Reaktionen gefunden werden, lesen Sie auch die weiteren Fälle in diesem Kapitel.
2. Orientieren Sie sich nach Bedarf auch an den Bach-Blüten-Clustern (ab Seite 130).
3. Lesen Sie die weiteren Schritte auf den Seiten 25–28.

Wie reagiere ich,
und welche Bach-Blütenmuster
sind erkennbar?

❑ Es fällt mir schwer, mich aus meiner Spezialistenrolle
   zu lösen und bei meinen Entscheidungen mehr die
   Gesamtperspektive des Unternehmens zu
   berücksichtigen. *Crab Apple*

❑ Ich muss damit leben, dass Mitarbeiter Fehler machen,
   für die ich geradestehen muss. *Elm*

❑ Die Erwartungshaltung meiner Mitarbeiter, ihre
   Probleme nach oben weiterzuleiten, ist groß.
   Oft habe ich aber Hemmungen, diese konkreten *Centaury,*
   Forderungen an die Geschäftsleitung zu stellen. *Mimulus*

❑ Es fällt mir schwer, von meinen Mitarbeitern
   zu verlangen, in bestimmten Fällen meine *Vine,*
   Entscheidungen ohne Diskussion umzusetzen. *Mimulus*

❑ In meiner exponierten Rolle fühle ich mich
   oft einsam und verlassen,
   da der kollegiale Austausch *Heather,*
   mit Fachkollegen jetzt nicht mehr möglich ist. *Willow*

❑ Manchmal wünsche ich mich an
   meinen alten Arbeitsplatz zurück,
   wo ich nicht täglich mit so vielen *Water Violet,*
   verschiedenen Problemen konfrontiert war. *Honeysuckle*

35

Ich habe das Gefühl, ich werde gemobbt.

»Ich bin jetzt 52 Jahre alt und seit über 30 Jahren als Sachbe-arbeiterin bei meiner Firma beschäftigt. Vor etwa einem Jahr habe ich einen neuen Vorgesetzten bekommen, dem ich über-haupt nie etwas recht machen kann. Er kritisiert meine Er-scheinung, also Kleidung und Frisur und – was noch schlim-mer ist – meine Arbeitsleistung. Er wirft mir vor, ich würde nicht genau genug arbeiten und sei zu langsam. Mein alter Chef hat so etwas nie zu mir gesagt!

Mein Mann hat mir geraten, diese Anschuldigungen einfach hinzunehmen. Ja, er unterstellt sogar, dass an den Vorwürfen irgendetwas dran sein müsse, wenn mein Chef sie ständig wie-derholt. Ich solle meinen Job ja nicht aufs Spiel setzen, son-dern versuchen, alles, was mein Chef kritisiert, besser zu ma-chen.

Ich frage mich: Soll ich auf meinen Mann hören oder zum Betriebsrat gehen? Denn ich sehe ja, dass der neue Chef auch schon andere Frauen in meinem Alter rausgeekelt hat.«

Empfehlung:

1. Notieren Sie: Welche Reaktionen und Blüten treffen auf mich zu? Falls zu wenige Reaktionen gefunden werden, lesen Sie auch die weiteren Fälle in diesem Kapitel.
2. Orientieren Sie sich nach Bedarf auch an den Bach-Blüten-Clustern (ab Seite 130).
3. Lesen Sie die weiteren Schritte auf den Seiten 25–28.

Wie reagiere ich,
und welche Bach-Blütenmuster
sind erkennbar?

❑ Ich bin komplett verunsichert und weiß nicht,
    wie ich mich verhalten soll. Ich weiß nicht,
    ob mein Mann mit seinem Vorschlag recht hat.   *Cerato*

❑ Ich zweifle an mir als Mensch, und mein
    Selbstwertgefühl ist völlig zerstört.   *Larch*

❑ Es gibt Tage, da ist mir schon morgens schlecht
    vor Angst, und ich würde am liebsten   *Rock Rose,*
    gar nicht in den Betrieb gehen.   *Willow*

❑ Im Büro bin ich immer in
    Habtachtstellung,   *Cherry Plum,*
    was wohl als Nächstes passieren wird.   *Rock Rose*

❑ Ich bin völlig eingeschüchtert und traue
    mich kaum noch, ein paar private Worte
    mit den Kollegen zu wechseln oder mir einen Kaffee zu
    holen.   *Mimulus*

❑ Ich wache nachts auf und überlege,
    was ich meinem Vorgesetzten morgen
    entgegnen werde.   *White Chestnut*

36

Ich fühle mich ausgebrannt.

»Seit fünfzehn Jahren arbeite ich als Abteilungsleiter in einem Foto-Fachgeschäft. Inzwischen bin ich 53 Jahre alt und fühle mich restlos müde und ausgebrannt. Obwohl ich meinen Beruf sehr liebe und mich immer überdurchschnittlich stark engagiert habe, morgens der Erste und abends der Letzte war, kann ich mich jetzt kaum noch aufraffen, zur Arbeit zu gehen.

Früher hat mich jede technische Neuerung immer brennend interessiert. Zwar findet gerade jetzt auf dem Fotosektor eine rasante Entwicklung statt, doch ich habe keine Lust mehr, mich damit zu beschäftigen. Das überlasse ich lieber meinen Mitarbeitern.

Ich fühle mich immer mehr als Fremder in meinem eigenen Laden. Ich spüre mich nicht mehr, funktioniere nur noch mechanisch wie ein Roboter. Ich weiß nicht, wie lange ich das noch durchstehen kann. Vor meiner Familie versuche ich, meinen Zustand zu verheimlichen. Das gelingt mir auch weitgehend, aber ich bin trotzdem sehr deprimiert.«

Empfehlung:

1. Notieren Sie: Welche Reaktionen und Blüten treffen auf mich zu? Falls zu wenige Reaktionen gefunden werden, lesen Sie auch die weiteren Fälle in diesem Kapitel.

2. Orientieren Sie sich nach Bedarf auch an den Bach-Blüten-Clustern (ab Seite 130).

3. Lesen Sie die weiteren Schritte auf den Seiten 25–28.

Wie reagiere ich, und welche Bach-Blütenmuster sind erkennbar?

❑ Ich habe keine Energie mehr, keinen   *Olive,*
Antrieb, keine Motivation,   *Hornbeam, Wild Rose*
zur Arbeit zu gehen.

❑ Ich bin sehr dünnhäutig geworden   *Star of Bethlehem,*
und reagiere oft gereizt und aggressiv.   *Holly, Impatiens*

❑ Ich ziehe mich zurück, soziale Kontakte
überfordern mich. Ich habe auch keine   *Water Violet,*
Lust mehr, Sport zu treiben.   *Mustard*

❑ Mein Denken kreist immer um Negatives,
ich kann keinen positiven Gedanken   *White Chestnut,*
mehr fassen.   *Gentian*

❑ Ich bin völlig deprimiert und fühle mich
als nutzloser Versager, der sein Leben nicht   *Larch,*
mehr im Griff hat.   *Pine, Mustard*

❑ Ich möchte am liebsten weglaufen   *Sweet Chestnut,*
und alles hinter mir lassen.   *Clematis*

37

Ich habe meinen Job verloren und habe Existenzängste.

»Mit 48 Jahren ist mir als Prokurist in einer Druckerei vor einem halben Jahr gekündigt worden. Ich sehe zwar aus Sicht des Arbeitgebers die wirtschaftliche Notwendigkeit zur Einsparung ein, da die Aufträge dramatisch zurückgegangen sind. Trotzdem hat mich die Kündigung wie ein Schock getroffen. Zwanzig Jahre lang war ich in diesem Betrieb beschäftigt, ich hatte das Gefühl, er gehört ›ein bisschen mir‹, er war mein Leben. Seitdem plagen mich massive Existenzängste. Ich habe schon zuhauf Bewerbungen verschickt, aber es hagelte nur Absagen. Ich habe immer gedacht, dass mir meine guten Beziehungen weiterhelfen könnten. Doch viele fürchten selber um ihren Job. Es ist alles so viel schwieriger, als ich dachte. Nun fürchte ich, gar keine Arbeit mehr zu finden. Ich habe jede Menge Verpflichtungen, ein Haus und eine Familie mit drei Kindern, davon zwei im schulpflichtigen Alter. Zwar bin ich jetzt finanziell noch abgesichert, aber was passiert, wenn ich Hartz IV beziehen muss? Ein Alptraum!«

Empfehlung:

1. Notieren Sie: Welche Reaktionen und Blüten treffen auf mich zu? Falls zu wenige Reaktionen gefunden werden, lesen Sie auch die weiteren Fälle in diesem Kapitel.
2. Orientieren Sie sich nach Bedarf auch an den Bach-Blüten-Clustern (ab Seite 130).
3. Lesen Sie die weiteren Schritte auf den Seiten 25–28.

Wie reagiere ich, und welche Bach-Blütenmuster sind erkennbar?

❑ Ich kann es eigentlich immer
noch nicht richtig fassen,
dass mir gekündigt wurde.   *Star of Bethlehem*

❑ Eine berufliche Neuorientierung kann   *Wild Oat,*
ich mir noch gar nicht vorstellen.   *Chestnut Bud*

❑ Ich habe immer hart gearbeitet, und man
war mit meiner Leistung zufrieden. Jetzt frage
ich mich, was ich falsch gemacht habe.   *Larch*

❑ Ich vermisse täglich meinen Schreibtisch,
meine Kollegen, die Sitzungen,
sogar den Termindruck.   *Honeysuckle*

❑ Oft liege ich nachts wach und male mir aus,
wie es ist, wenn wir kein Dach mehr über   *Rock Rose,*
dem Kopf haben, kein Auto mehr besitzen   *Aspen,*
und meine Frau putzen gehen muss.   *White Chestnut*

❑ Trotz aller Willensanstrengung, mich immer
mehr um einen neuen Job zu bemühen, beginne
ich mich offenbar tief in meinem Innersten
damit abzufinden, dass ich nie mehr   *Vervain,*
eine neue Anstellung finden werde.   *Wild Rose*

❑ Obwohl es mir meine Familie nicht zeigt, werfe   *Pine,*
ich mir vor, dass ich sie bitter enttäuscht habe.   *Gentian*

38

Ich habe Probleme mit dem Älterwerden.

»Neulich bot mir (48) ein junger Mann im Bus seinen Sitzplatz an. Da wurde mir plötzlich klar, dass auch ich älter geworden bin. Das hatte ich immer verdrängt. Aber jetzt wird mir bewusst, dass das Leben nicht mehr vor mir liegt. Ich habe das Gefühl, dass die Zeit gekommen ist, mich damit auseinanderzusetzen, und das macht mir Probleme.

Viele Gedanken stürmen auf mich ein: Bin ich als alternde Frau gesellschaftlich weniger interessant? Bin ich für Männer überhaupt noch attraktiv? Soll ich jetzt aufhören, jugendliche Garderobe zu kaufen, obwohl es meine Figur noch erlaubt? Soll ich Hormone nehmen? Denn meine Wechseljahrsbeschwerden verunsichern mich, weil ich sie nicht kontrollieren kann.

Ich bin dabei, Bilanz zu ziehen: In meinem Leben habe ich Chancen verpasst, die ich heute nicht mehr habe. Ich beneide meine Kinder um die vielen Möglichkeiten, die sie heutzutage haben, um sich zu entfalten. Meine Freundin sagt, dass jetzt ein wunderbarer Lebensabschnitt vor mir liegt. Aber das kann ich mir zurzeit überhaupt nicht vorstellen.«

Empfehlung:

1. Notieren Sie: Welche Reaktionen und Blüten treffen auf mich zu? Falls zu wenige Reaktionen gefunden werden, lesen Sie auch die weiteren Fälle in diesem Kapitel.

2. Orientieren Sie sich nach Bedarf auch an den Bach-Blüten-Clustern (ab Seite 130).

3. Lesen Sie die weiteren Schritte auf den Seiten 25–28.

Wie reagiere ich,
und welche Bach-Blütenmuster
sind erkennbar?

❑ Ich ertappe mich dabei, dass ich genau
den gleichen Stimmungsschwankungen
unterworfen bin wie früher meine Mutter.
Jetzt verstehe ich sie.   *Honeysuckle*

❑ Ich bin sensibler und verletzlicher,   *Star of Bethlehem,*
als ich es in den letzten Jahren war.   *Holly*

❑ Ich beneide meine Tochter um ihr
Aussehen und ihre Vitalität.   *Holly*

❑ Ich ertappe mich bei dem Gedanken: »Das kann
ich in meinem Alter nicht mehr machen.«   *Gorse*

❑ Ich habe Angst vor der
neuen Lebensphase.   *Mimulus, Walnut*

❑ Ich bin häufig Stimmungsschwankungen
ausgesetzt, und oft überfällt mich eine   *Scleranthus,*
grundlose Traurigkeit.   *Mustard*

39

Ich komme mit der Pensionierung meines Mannes nicht klar.

»Mein Mann war erfolgreich im Ausland tätig und deshalb oft tagelang nicht zu Hause. Ich hatte mich gut damit arrangiert und meine Zeit mit vielseitigen Interessen bestens ausgefüllt. Seit seiner Pensionierung ist er nun fast rund um die Uhr zu Hause.

Das bedeutet für mich eine riesige Umstellung – das fängt schon bei der Tageszeitung an. Hatte ich sie früher erst mal für mich allein, will er sie plötzlich zeitgleich mit mir lesen. Hatten wir vorher für den Ruhestand gemeinsame Pläne geschmiedet, entdeckt mein Mann jetzt plötzlich sein eigenes, neues Leben – ohne mich. So braust er stundenlang mit seiner Harley, die er sich schon immer gewünscht hatte, durch die Gegend.

Ich entdecke nun völlig unbekannte Seiten an ihm, die ich nicht mag und die er ändern sollte. Doch er denkt gar nicht daran. Unser Alltag müsste völlig neu gestaltet werden. Immer wieder entstehen Konflikte beim Tagesablauf und seinen Ritualen. Wie schaffen wir es, die parallellaufenden Schienen wieder in eine gemeinsame Spur münden zu lassen?«

Empfehlung:

1. Notieren Sie: Welche Reaktionen und Blüten treffen auf mich zu? Falls zu wenige Reaktionen gefunden werden, lesen Sie auch die weiteren Fälle in diesem Kapitel.
2. Orientieren Sie sich nach Bedarf auch an den Bach-Blüten-Clustern (ab Seite 130).
3. Lesen Sie die weiteren Schritte auf den Seiten 25–28.

Wie reagiere ich,
und welche Bach-Blütenmuster
sind erkennbar?

❑ Ich fühle mich nicht mehr frei, sondern   *Cherry Plum,*
eingeengt, beobachtet und kontrolliert.   *Vine*

❑ Dass ich so vieles mit meinem Mann teilen und
mich oft mit ihm arrangieren muss, macht mich
wütend.   *Holly*

❑ Da er jetzt so viel allein unternimmt, fühle ich   *Heather,*
mich verraten, zurückgesetzt und vernachlässigt.   *Willow*

❑ Ich werde schnell ungeduldig und   *Impatiens,*
zunehmend intolerant.   *Beech*

❑ Dabei habe ich aber ein schlechtes Gewissen,
ich fühle mich elend.   *Pine*

❑ Andererseits kommt mir meine Reaktion
so albern und kindisch vor.
Ich schäme mich für mein Verhalten,
weil ich eigentlich humorvoll   *Beech,*
und locker bin.   *Larch*

❑ Wir müssen zu einer neuen Lebensform finden,
aber ich komme von meiner alten Struktur
noch nicht los.   *Walnut*

❑ Ich kann mir jedoch noch nicht vorstellen,
wie dieses neue Leben aussehen soll.   *Wild Oat*

40

Ich fühle mich als Rentner nutzlos und frustiert.

»Kürzlich bin ich pensioniert worden. Ich hatte mich sehr darauf gefreut: keine Mühle mehr. Schlafen, so lange ich will. Nur noch das machen, was mir Spaß macht. Nun tue ich das alles, aber glücklich bin ich nicht. So, wie ich mir diese ›paradiesische Zeit‹ vorgestellt habe, ist sie in Wirklichkeit nicht.

Wenn ich versuche, zu Hause mitzuhelfen, sagt man mir, ich solle nicht im Weg herumstehen und würde sowieso alles falsch machen. Ich fühle mich wie ein Fremder in meinem eigenen Haus. Meine Familie drängt mich zu einem Hobby, aber ich habe keine konkrete Idee, was ich gerne machen würde.

Die meisten Leute, die ich kenne, arbeiten noch. Darum sehe ich sie viel weniger und fühle mich zu ihnen auch nicht mehr richtig zugehörig. Manchmal wünschte ich, dass ich das Rad der Zeit zurückdrehen könnte, weil ich nicht weiß, wie ich mich aus diesem frustrierenden Leerlauf wieder befreien kann. Denn die Vorstellung, dass dieser Zustand den Rest meines Lebens anhalten soll, macht mich rasend.«

Empfehlung:

1. Notieren Sie: Welche Reaktionen und Blüten treffen auf mich zu? Falls zu wenige Reaktionen gefunden werden, lesen Sie auch die weiteren Fälle in diesem Kapitel.

2. Orientieren Sie sich nach Bedarf auch an den Bach-Blüten-Clustern (ab Seite 130).

3. Lesen Sie die weiteren Schritte auf den Seiten 25–28.

Wie reagiere ich,
und welche Bach-Blütenmuster
sind erkennbar?

❑ Ich bin von meinem Ruhestand enttäuscht.　　*Gentian*

❑ Ich weiß nicht mehr, was ich mit meinem
Leben anfangen soll.　　*Wild Oat*

❑ Ich fühle mich unfähig und überflüssig.　　*Larch*

❑ Ich könnte in die Luft gehen, bin sehr wütend,
weil ich nicht weiß, wie ich meine　　*Cherry Plum,*
Situation ändern kann.　　*Holly*

❑ Obwohl ich die Zeit hätte, lange auszu-
schlafen, wache ich immer um sechs Uhr
morgens auf. Ich versuche dann aber
trotzdem, bis acht Uhr　　*Chestnut Bud,*
im Bett zu bleiben.　　*Rock Water*

❑ Oft trauere ich den Zeiten meiner
Berufstätigkeit nach.　　*Honeysuckle*

41

In meiner Rolle
als Großmutter
fühle ich mich ausgenutzt.

»*Ich arbeite von zu Hause aus als Kinderbuchlektorin. Aber meine Familie ist mir mindestens ebenso wichtig wie mein Beruf. Das bringt mich in eine Zwickmühle. Meine beiden erwachsenen Söhne gehen mit ihren Frauen und Kindern unangemeldet bei mir ein und aus, und außerdem erwarten sie, dass ich als Großmutter ständig abrufbereit bin.*

Manchmal schnüren mir die beiden jungen Familien regelrecht die Luft ab. Sie lassen mir wenig Freiraum und beschränken meine Privatsphäre. Ich schlucke meinen Zorn herunter und schaffe es nicht, ihnen Grenzen zu setzen. Manchmal frage ich mich, ob ich mir das alles nur gefallen lasse, weil ich dann das Gefühl habe, gebraucht zu werden.

Jetzt spitzt sich die Situation zu: In einer Woche muss ich bei meinem Verlag ein Manuskript abgeben. Meine Schwiegertochter erwartet aber, dass ich meine beiden Enkel betreue, weil sie mit meinem Sohn auf ein Wochenendseminar gehen will.«

Empfehlung:

1. Notieren Sie: Welche Reaktionen und Blüten treffen auf mich zu? Falls zu wenige Reaktionen gefunden werden, lesen Sie auch die weiteren Fälle in diesem Kapitel.
2. Orientieren Sie sich nach Bedarf auch an den Bach-Blüten-Clustern (ab Seite 130).
3. Lesen Sie die weiteren Schritte auf den Seiten 25–28.

Wie reagiere ich, und welche Bach-Blütenmuster sind erkennbar?

❑ Einerseits bin ich froh über den engen Familienkontakt, andererseits fühle ich mich davon auch überfordert.
Scleranthus, Rock Rose

❑ Ich schlucke meinen Zorn herunter und schaffe es nicht, in einem Gespräch meine eigenen Bedürfnisse klar zum Ausdruck zu bringen.
Cherry Plum, Centaury

❑ Ich gebe meiner Familie sehr viel von meiner Zeit und Energie, bekomme aber dafür nicht annähernd das Gleiche zurück.
Chicory, Olive

❑ Ich bin enttäuscht, dass meine Familie mir kein Eigenleben zubilligt und meine Tätigkeit nicht ernst genug nimmt.
Gentian, Willow

❑ Manchmal rege ich mich so auf, dass ich meine Freundin anrufe und mich am Telefon bei ihr ausweine.
Rock Rose, Mustard

❑ Ich habe das Gefühl, dass ich noch immer so eng in das Leben meiner Söhne verstrickt bin, dass ihr Wohlergehen für mich zu wichtig ist.
Red Chestnut

42

Bei dem Gedanken, in eine Seniorenresidenz ziehen zu müssen, gerate ich in Panik.

»*Nach dem Tod meines Mannes vor sieben Jahren bewohne ich unser Einfamilienhaus nur noch allein. Zwar bin ich mit meinen 82 Jahren geistig noch auf der Höhe, doch das Gehen und Treppensteigen fällt mir schwer.*

Meine Kinder und Enkel besuchen mich höchstens alle zwei bis drei Wochen, und alte Bekannte sterben nach und nach weg. So werde ich zunehmend einsamer. Manchmal ertappe ich mich bei Selbstgesprächen, weil ich oft tagelang mit niemandem reden kann.

Meine Kinder können mich aus Platzgründen leider nicht bei sich aufnehmen. Das sehe ich ja ein. Sie raten mir jetzt immer dringlicher, in ein Seniorenheim zu ziehen. In letzter Zeit bringen sie mir Prospekte von verschiedenen Altersresidenzen mit. Doch schon beim Anschauen gerate ich in Panik, weil ich doch nie in ein Altersheim ziehen wollte, egal wie feudal es auch sein mag.«

Empfehlung:

1. Notieren Sie: Welche Reaktionen und Blüten treffen auf mich zu? Falls zu wenige Reaktionen gefunden werden, lesen Sie auch die weiteren Fälle in diesem Kapitel.
2. Orientieren Sie sich nach Bedarf auch an den Bach-Blüten-Clustern (ab Seite 130).
3. Lesen Sie die weiteren Schritte auf den Seiten 25–28.

Wie reagiere ich,
und welche Bach-Blütenmuster sind erkennbar?

❑ Ich fühle mich mit dieser Entscheidung
unter Druck gesetzt, weil es mir alles viel   *Cherry Plum,*
zu schnell geht.   *Vine*

❑ Ich habe das Gefühl, es könnte doch   *Aspen,*
auch andere Lösungen geben.   *Wild Oat*

❑ Ich weiß nicht mehr, was ich denken
und wen ich um Rat fragen soll.   *Cerato*

❑ Wenn ich in ein Altersheim ziehe, weiß ich
mit Gewissheit, dass dies die Endstation in   *Mustard,*
meinem Leben bedeutet. Das deprimiert mich.   *Gentian*

❑ Allein schon bei dem Gedanken, alle
liebgewordenen Dinge um mich herum,
die mit so vielen Erinnerungen
verbunden sind, aufgeben zu müssen,   *Honeysuckle,*
gerate ich in Panik.   *Rock Rose*

❑ Vor meinem inneren Auge sehe
ich endlose Flure wie in einem   *Clematis,*
Krankenhaus und trostlose Zimmer.   *Gentian*

❑ Ich habe Angst, irgendwann dement
zu werden, so dass andere für mich die   *Mimulus,*
Entscheidungen treffen.   *Aspen, Vine*

43

Unser Sohn (19) starb ganz überraschend.

»Es ist jetzt sieben Monate her, aber ich habe es immer noch nicht verkraftet. Man fand Carsten am Mittag mit seinem neuen Auto, das er zum Abi von uns bekommen hatte, am Fuße des Abhangs, den er hinuntergestürzt war. Der einzige Trost für uns – wenn man dabei überhaupt von Trost sprechen kann – ist, dass er sofort tot gewesen sein soll.

Nun habe ich Angst, meine Frau auch noch zu verlieren, denn durch die unterschiedliche Art, wie wir versuchen, mit dem Verlust fertig zu werden, entfremden wir uns mehr und mehr. Unsere Ehe droht zu zerbrechen, nicht zuletzt deshalb, weil Doris nicht mehr mit mir schlafen will. Sie geht zu verschiedenen Hellsehern, die angeblich den Kontakt zum Jenseits herstellen können, und driftet immer mehr ab.

Ich dagegen suche jeden Grund, Überstunden zu machen, und trinke in meiner eigenen Gaststätte mehr, als mir guttut. Nur, um so wenig Zeit wie möglich in unserem Trauerhaus verbringen zu müssen.«

Empfehlung:

1. Notieren Sie: Welche Reaktionen und Blüten treffen auf mich zu? Falls zu wenige Reaktionen gefunden werden, lesen Sie auch die weiteren Fälle in diesem Kapitel.
2. Orientieren Sie sich nach Bedarf auch an den Bach-Blüten-Clustern (ab Seite 130).
3. Lesen Sie die weiteren Schritte auf den Seiten 25–28.

Wie reagiere ich,
und welche Bach-Blütenmuster
sind erkennbar?

❏ Ich mache mir große Vorwürfe, unserem Sohn
das neue Auto geschenkt zu haben, mit dem er
verunglückt ist.   *Pine*

❏ In meiner Gaststätte darf ich nicht
den Trauerkloß spielen. Aber ich
kann doch auch nicht einfach   *Cerato,*
so tun, als wäre nichts geschehen.   *Agrimony*

❏ Am liebsten würde ich manchmal gar   *Agrimony,*
nicht nach Hause gehen, weil ich dort   *Water Violet,*
nur verweinte Gesichter vorfinde.   *Mimulus*

❏ Ich fühle mich in meiner Trauer körperlich   *Larch,*
von meiner Frau zurückgestoßen.   *Willow*

❏ Ich lehne diese Esoteriker, die sich plötzlich
um meine Frau scharen, total ab. Das ist doch
keine Lösung!   *Beech*

❏ Unser Sohn sollte einmal meine Gaststätte
übernehmen, weil ich mich nach und
nach zurückziehen wollte. Ich bedaure,
dass ich nun bis zum bitteren Ende   *Willow,*
weiterarbeiten muss.   *Honeysuckle*

44

Seit ich einen Unfall verursacht habe, kann ich nicht mehr schlafen.

»Als ich neulich abends mit dem Auto vom Italienischkurs nach Hause gefahren bin, habe ich auf der dunklen, regennassen Straße eine Radfahrerin übersehen, die gerade den Zebrastreifen überqueren wollte. Sie fuhr ohne Licht, und ich streifte mit dem Kotflügel ihr Rad. Die junge Frau kippte um und fiel auf die Straße. Ich rannte sofort zu ihr, um ihr zu helfen. Sie stöhnte und sagte, dass ihr Arm so weh tue.

Ich rief per Handy die Polizei, auch der Krankenwagen kam. Wie sich später herausstellte, war der Arm gebrochen. Natürlich habe ich sie gleich am nächsten Tag im Krankenhaus mit einem Blumenstrauß besucht, um mich zu entschuldigen. Trotzdem steckt mir der Schreck immer noch in den Knochen. Nachts taucht immer wieder dieser Moment vor meinen Augen auf, wie sie in Zeitlupe vom Rad stürzt. Ich werde die Bilder einfach nicht los.«

Empfehlung:

1. Notieren Sie: Welche Reaktionen und Blüten treffen auf mich zu? Falls zu wenige Reaktionen gefunden werden, lesen Sie auch die weiteren Fälle in diesem Kapitel.
2. Orientieren Sie sich nach Bedarf auch an den Bach-Blüten-Clustern (ab Seite 130).
3. Lesen Sie die weiteren Schritte auf den Seiten 25–28.

Wie reagiere ich,
und welche Bach-Blütenmuster
sind erkennbar?

❑ Dieses Ereignis war ein großer Schock
   für mich.   *Star of Bethlehem*

❑ Ich habe Herzrasen und mag kaum
   noch essen.   *Rock Rose*

❑ Ständig zermartere ich mir das Hirn,
   wie ich diese eine Sekunde hätte
   vermeiden können.   *White Chestnut*

❑ Trotz meiner Entschuldigung und obwohl sie
   ohne Licht fuhr, fühle ich mich zutiefst schuldig.   *Pine*

❑ Ich kann es mir einfach nicht verzeihen, dass ich
   einen Moment unaufmerksam war und dadurch
   einem Menschen so große Schmerzen   *Rock Water,*
   zugefügt habe.   *Beech*

❑ Ich werde die Bilder des Unfalls einfach
   nicht los.   *Honeysuckle*

45

Ich schwanke,
ob ich als Ausländer
in Deutschland bleiben soll.

»Als ich vor dreißig Jahren wegen eines guten Jobangebots mit meiner Familie aus Indien nach Deutschland zog, musste ich mich natürlich völlig umstellen. Ich erklomm mehrere Stufen auf der Karriereleiter. Die letzte blieb mir allerdings verwehrt, obwohl ich die Fähigkeiten dazu gehabt hätte.

Ich habe das Gefühl, es liegt daran, dass ich Ausländer bin. Oder auch, weil ich zwar inzwischen fließend Deutsch spreche, aber mit der Sprache nicht so gut jonglieren kann wie mit meiner eigenen, in der ich sehr witzig und humorvoll bin. Vor ein paar Wochen wurde ich sogar wegen meiner Hautfarbe auf offener Straße beschimpft.

In letzter Zeit ertappe ich mich dabei, dass ich häufiger Sitharmusik höre und zu indischen Veranstaltungen gehe als früher. Immer öfter empfinde ich Heimwehgefühle, die ich vorher gar nicht gekannt habe. Das alles lässt mich jetzt daran zweifeln, ob ich meinen Lebensabend immer noch in Deutschland verbringen möchte oder ob ich lieber in meine Heimat zurückkehre.«

Empfehlung:

1. Notieren Sie: Welche Reaktionen und Blüten treffen auf mich zu? Falls zu wenige Reaktionen gefunden werden, lesen Sie auch die weiteren Fälle in diesem Kapitel.
2. Orientieren Sie sich nach Bedarf auch an den Bach-Blüten-Clustern (ab Seite 130).
3. Lesen Sie die weiteren Schritte auf den Seiten 25–28.

Wie reagiere ich,
und welche Bach-Blütenmuster
sind erkennbar?

☐ Ich fühle mich manchmal als Außenseiter der Gesellschaft.

Larch, Water Violet

☐ Obwohl ich schon so lange in Deutschland lebe und mich wohl fühle, fühle ich mich hier oft nicht wirklich zu Hause.

Water Violet, Scleranthus

☐ Ich fürchte, dass mich die Deutschen falsch wahrnehmen, weil ich wegen der leichten Sprachbarriere meinen Humor nicht richtig vermitteln kann.

Cerato, Mimulus

☐ Ich bin wütend auf die primitiven Rechtsextremisten und muss an mich halten, um nicht selber aggressiv zu werden.

Holly, Vine, Cherry Plum

☐ Ich fühle mich hin- und hergerissen zwischen dem Land, in dem ich groß geworden bin, und dem Land, das jetzt meine Heimat ist.

Scleranthus

☐ Ich denke häufig an meine unbeschwerte Jugend in Mumbai zurück.

Honeysuckle

46

Ich verzweifle an meiner Unordnung.

»Zu jedem Jahreswechsel nehme ich es mir wieder vor: Ich werde aufräumen, mich von überflüssigen Dingen trennen, klar Schiff machen. Dann verliere ich mich jedes Mal in einigen Schubladen, krame in alten Briefen, fange an, sie zu lesen, hänge meinen Erinnerungen nach. Und wieder ist ein Tag vorbei, ohne dass sich am Erscheinungsbild meiner vollgestopften Wohnung auch nur das Geringste geändert hätte.

Mein Arbeitszimmer liegt voller Papiere, ich verbringe unendlich viel Zeit mit der Suche nach bestimmten Dokumenten, die ich dringend brauche, weil Termine gewahrt werden müssen. Auf meinem Dachboden türmt sich ein riesiger Berg an alten Zeitschriften und Aktenordnern, die ich alle noch mal ausschlachten will. Meine Küchenschränke bersten vor alten Gewürzen und Tütensuppen. Ich kann einfach nichts wegwerfen. Dabei weiß ich genau, dass ich nie zum Aufräumen kommen werde.

Wegen Eigenbedarf wurde mir jetzt die Wohnung gekündigt. Der Umzug wird eine Katastrophe für mich!«

Empfehlung:

1. Notieren Sie: Welche Reaktionen und Blüten treffen auf mich zu? Falls zu wenige Reaktionen gefunden werden, lesen Sie auch die weiteren Fälle in diesem Kapitel.
2. Orientieren Sie sich nach Bedarf auch an den Bach-Blüten-Clustern (ab Seite 130).
3. Lesen Sie die weiteren Schritte auf den Seiten 25–28.

Wie reagiere ich,
und welche Bach-Blütenmuster
sind erkennbar?

❏ Wenn ich an den Umzug denke,   *Star of Bethlehem,*
   bin ich wie gelähmt.   *Chestnut Bud, Larch*

❏ Ich fühle mich von der Fülle an Dingen erdrückt.
   Nicht ich beherrsche die Gegenstände, sondern
   sie mich.   *Willow*

❏ Andererseits bilden die vielen Dinge auch eine
   Art Höhle, in der ich mich geborgen fühle.   *Heather*

❏ Es fällt mir schwer, etwas Altes wegzuwerfen
   oder mich davon zu trennen.   *Honeysuckle*

❏ Immer wieder unternehme ich verzweifelte
   Anstrengungen, an meinem Chaos etwas
   zu ändern, doch es gelingt mir nicht.   *Chestnut Bud*

❏ Ich habe das Gefühl, in diesem Bereich unfähiger
   zu sein als andere.   *Larch*

❏ Ich habe das Gefühl, ich werde es
   nie schaffen.   *Gorse, Gentian*

❏ Ich fürchte mich davor, dass ich im Alter
   völlig den Überblick verliere.   *Mimulus*

47

Hilfe,
ich kriege mein Gewicht
nicht in den Griff!

»Ich bin 23 Jahre alt und habe zwanzig Kilo Übergewicht. Das belastet mich sehr, aber ich kriege mein Essverhalten einfach nicht unter Kontrolle. Mit Diät und Bewegung nehme ich zwar recht schnell ab, aber schon bald nach der Kur rutsche ich in mein altes Essverhalten zurück und nehme wieder zu.

Als Kind hatte ich immer eine normale Figur, aber mit der Pubertät begannen die Probleme. Ich hatte damals viele Pickel und fühlte mich minderwertig, hässlich und von den Übrigen ausgeschlossen. Ich litt sehr stark unter Minderwertigkeitskomplexen.

Also begann ich zum Ausgleich, mich mit Süßigkeiten vollzustopfen. Auch heute merke ich, dass ich jedes Mal, wenn ein Problem auftaucht, zu Kuchen oder Schokolade greife. Seitdem gibt es diesen Jo-Jo-Effekt mit meinem Gewicht. Eigentlich müsste ich versuchen, mit meinen Problemen anders umzugehen. Aber wie?«

Empfehlung:

1. Notieren Sie: Welche Reaktionen und Blüten treffen auf mich zu? Falls zu wenige Reaktionen gefunden werden, lesen Sie auch die weiteren Fälle in diesem Kapitel.
2. Orientieren Sie sich nach Bedarf auch an den Bach-Blüten-Clustern (ab Seite 130).
3. Lesen Sie die weiteren Schritte auf den Seiten 25–28.

Wie reagiere ich, und welche Bach-Blütenmuster sind erkennbar?

☐ Ich ertappe mich immer
wieder dabei, mich sofort mit   *Agrimony,*
Essen zu trösten, wenn es schwierig   *Chestnut Bud*
wird.

☐ Ich schäme mich vor meinen sportlich-schlanken
Freundinnen und will schon gar nichts mehr   *Larch,*
gemeinsam mit ihnen unternehmen.   *Water Violet*

☐ Wenn ich mich dann zu Hause einsperre,
ärgere ich mich über mich selbst und esse
vor lauter Frust umso mehr.   *Holly*

☐ Hinterher ist mir klar, dass ich schon
wieder reingefallen bin.   *Chestnut Bud*

☐ Ich habe einfach nicht die Willenskraft,
»nein« zu sagen, auch nicht, wenn andere mir
etwas anbieten.   *Centaury*

☐ Ich fühle mich schon total vom Essen
abhängig.   *Red Chestnut*

☐ Wenn mir doch nur jemand helfen könnte,
mein Wunschgewicht zu halten, allein kann   *Willow,*
ich es unmöglich schaffen!   *Gorse*

48

Mein Pferd hat sich das Bein gebrochen. Muss ich es einschläfern lassen?

»Ich bin mit Pferden aufgewachsen. Wie in dem Film ›Der Pferdeflüsterer‹ scheine ich sie zu verstehen und sie mich. Umso mehr traf mich jetzt der Unfall meines anderthalbjährigen Halbbluts, das einmal für Dressurreiten vorgesehen war. Ich hatte es mit sechs Monaten gekauft und auf eine Fohlenweide gegeben, damit es in der Gruppe (acht bis zehn Jungtiere) aufwachsen kann.

Eines Abends klingelte der Tierarzt bei mir und sagte: ›Ich habe schlechte Nachrichten. Das Fohlen steht nur auf drei Beinen. Was sollen wir tun?‹ Er vermutete einen komplizierten Splitterbruch.

Die Chancen auf Heilung sind minimal. Wenn man es überhaupt versuchen würde, würde die Behandlung finanziell sehr aufwendig. Ein späteres Dressurreiten wäre sowieso ausgeschlossen, dafür ist der Bruch zu kompliziert. Es kommt sehr selten vor, dass ein Tier sich auf der Weide so schwer verletzt. Warum musste es ausgerechnet meinem Fohlen passieren? Alles in mir wehrt sich dagegen, es einschläfern zu lassen.«

Empfehlung:

1. Notieren Sie: Welche Reaktionen und Blüten treffen auf mich zu? Falls zu wenige Reaktionen gefunden werden, lesen Sie auch die weiteren Fälle in diesem Kapitel.
2. Orientieren Sie sich nach Bedarf auch an den Bach-Blüten-Clustern (ab Seite 130).
3. Lesen Sie die weiteren Schritte auf den Seiten 25–28.

Wie reagiere ich,
und welche Bach-Blütenmuster
sind erkennbar?

❑ Ich bin fassungslos und wie vom
  Donner gerührt.   *Star of Bethlehem*

❑ Ich bin hin- und hergerissen zwischen
  Vernunft und Gefühl.   *Scleranthus*

❑ Ich versuche, mir meine Verzweiflung   *Cherry Plum,*
  nicht anmerken zu lassen.   *Agrimony*

❑ Nachts fühle ich förmlich, wie mein Pferd
  mir mit seinem samtigen Maul Zuckerstücke
  aus der Hand frisst.   *Red Chestnut*

❑ Ich bin völlig verzweifelt und
  verbittert, weil ich weiß, dass ich
  mir eine teure Behandlung   *Sweet Chestnut,*
  gar nicht leisten kann.   *Willow*

49

> *Ich muss meinen*
> *geliebten Hund weggeben.*
> *Darüber komme ich nicht hinweg.*

»Bislang war alles kein Problem: Ich habe ein bisschen Heim-arbeit erledigt und konnte meinen Terrier Cäsar, der vor sieben Jahren als Welpe zu uns kam, zu Hause bestens betreuen und versorgen.

Da wir aber bauen wollen, brauchen wir jetzt mehr Geld, als Heinz als Kranfahrer verdient. Also musste ich einen Job an-nehmen. Ich bin glücklich, eine Anstellung als Pflegerin im Krankenhaus des Nachbarortes bekommen zu haben.

Leider darf ich Cäsar nicht mit zur Arbeit nehmen und musste ihn zu meiner Schwägerin geben. Das bricht mir das Herz! Meine Schwägerin hat zwar ein großes Haus mit Garten, nur leider lebt sie 150 km von uns entfernt. Obwohl ich weiß, dass Cäsar es dort gut hat, habe ich ein schlechtes Gewissen.«

Empfehlung:

1. Notieren Sie: Welche Reaktionen und Blüten treffen auf mich zu? Falls zu wenige Reaktionen gefunden werden, lesen Sie auch die weiteren Fälle in diesem Kapitel.
2. Orientieren Sie sich nach Bedarf auch an den Bach-Blüten-Clustern (ab Seite 130).
3. Lesen Sie die weiteren Schritte auf den Seiten 25–28.

Wie reagiere ich,
und welche Bach-Blütenmuster
sind erkennbar?

☐ Ich fühle mich so schuldig, als hätte ich
   unseren Hund ausgesetzt.   *Pine*

☐ Insgeheim bin ich skeptisch, ob sich mein
   Hund bei meiner Schwägerin wohl fühlt.   *Gentian*

☐ Wenn ich spazieren gehe, dann so, dass er
   neben mir noch Platz hätte, als führte ich
   ihn noch an der Leine.   *Red Chestnut*

☐ Zwar bin ich nun keine Tierhalterin mehr,
   trotzdem schaffe ich es nicht, das Abo für
   meine Hundezeitschrift zu kündigen.   *Walnut*

☐ Für mich war Cäsar immer wie ein Kind, dem ich
   meine ganze Fürsorge geschenkt habe. Das kann
   mir kein Mensch ersetzen. Von meinem Hund   *Heather,*
   fühlte ich mich bedingungslos geliebt.   *Red Chestnut*

☐ Wann immer ich auf der Straße Herrchen
   oder Frauchen Gassi gehen sehe, werde ich sehr
   traurig und denke an die schöne Zeit mit
   unserem Hund zurück.   *Honeysuckle*

50

Mein Hund ist der Herr im Haus.

»In welcher Familie Bodo gewesen ist, bevor ich ihn aus dem Tierheim abgeholt habe, konnte ich nie erfahren. Es muss aber ein unschönes Verhältnis gewesen sein, denn mein Irish Setter ist ziemlich gestört. Das äußert sich auch darin, dass ich ihn einfach nicht in den Griff kriege.

Auf der Straße übernimmt er die Führung und zerrt mich in alle Richtungen, wohin es ihm gerade gefällt. Taucht ein anderer Hund auf, reißt er sich fast los und versucht, ihn anzufallen. Er verbellt Passanten und springt sie sogar an. Kein Rufen hilft und keine Kommandos. Der eigentliche Herrscher ist der Hund.

Vielleicht habe ich ihn aus Mitleid wegen seiner offensichtlich negativen Vergangenheit zu sehr verwöhnt. Er darf neben meinem Bett auf dem Schaffell schlafen und bekommt Hundekuchen, sobald er bettelt. Ich kann ihm einfach nichts abschlagen. Dabei weiß ich, dass es keine artgerechte Behandlung ist. Andere raten mir, das Tier in eine Hundeschule zu bringen, aber das lehne ich ab.«

Empfehlung:

1. Notieren Sie: Welche Reaktionen und Blüten treffen auf mich zu? Falls zu wenige Reaktionen gefunden werden, lesen Sie auch die weiteren Fälle in diesem Kapitel.
2. Orientieren Sie sich nach Bedarf auch an den Bach-Blüten-Clustern (ab Seite 130).
3. Lesen Sie die weiteren Schritte auf den Seiten 25–28.

Wie reagiere ich, und welche Bach-Blütenmuster sind erkennbar?

❑ Ich versuche verzweifelt, mich bei meinem Hund durchzusetzen und ihn am Halsband zurückzuhalten.   *Vine*

❑ Ich kann meinem Hund einfach nichts abschlagen. Wenn er »bettelt«, gebe ich immer nach.   *Centaury*

❑ Ich habe das Gefühl, etwas falsch zu machen, weiß aber nicht, wo ich ansetzen soll.   *Cerato*

❑ Ich habe das Gefühl, als Hundehalterin zu versagen.   *Larch*

❑ Ich habe den Ehrgeiz, die Erziehung des Hundes ohne fremde Hilfe zu schaffen.   *Vine*

❑ Der Gedanke, dass der Trainer mehr Einfluss auf meinen Hund gewinnen könnte als ich, ist mir nicht sympathisch.   *Chicory, Holly, Vine*

❑ Dass der Hund mir nicht gehorcht, macht mich wütend. Manchmal hasse ich ihn sogar.   *Holly*

Die Reaktions-Cluster
nach Mechthild Scheffer

Bausteine für individuelle Bach-Blütenmischungen

Lassen Sie sich anregen! Die Reaktions-Cluster sind Kombinationen von Reaktionsmustern, die in der Bach-Blütenpraxis immer wieder beobachtet werden. Sie erleichtern die genauere und schnellere Zusammenstellung von Bach-Blütenmischungen.

Naturgemäß kann es sich hier nur um eine Auswahl handeln. Es kann also vorkommen, dass in einem speziellen Fall Ihr persönliches Reaktions-Cluster hier nicht abgedruckt ist. Erfahrungsgemäß bewirkt aber auch schon das Lesen und die Auseinandersetzung mit den aufgeführten Clustern das Erkennen des eigenen Reaktions-Clusters.

Dieses Selbstdiagnose-System umfasst vier Stufen:

1. STUFE: Beschreiben Sie die aktuelle Krisensituation schriftlich möglichst knapp in drei bis vier Sätzen: Wie reagieren Sie jetzt am häufigsten?

2. STUFE: Vorauswahl mit Hilfe des Fragebogens zu den Reaktions-Cluster-Pools
Aus den 24 im Fragebogen aufgeführten Reaktionsschwerpunkten (= Cluster-Pools) wählen Sie zwei bis drei aus, die in der aktuellen Situation vorherrschen.

3. STUFE: Feinauswahl aus dem Cluster-Pool
In jedem Pool finden Sie acht bis zehn verschiedene Reaktions-Cluster (oder auch einzelne Bach-Blütenmuster). Wählen

Sie davon diejenigen aus, die Ihre jetzige Situation am besten beschreiben. So erkennen Sie verschiedene Bach-Blüten, die Sie unter Umständen jetzt für Ihre Mischung brauchen.

4. STUFE: Endauswahl der Bach-Blütenmischung

Die Endauswahl trifft man, indem man sich tiefer mit den erkannten Blütenkonzepten beschäftigt – sei es durch Nachlesen oder in der Diskussion mit einem geeigneten Gesprächspartner. Blüten, die mehrfach in den von Ihnen ausgewählten Clustern auftauchen, sollten Sie in jedem Fall in die Mischung aufnehmen.

Beispiel

1. STUFE: Ich muss in einigen Tagen mit meinem geschiedenen Mann über einen Geldzuschuss für die Klassenreise unseres Sohnes sprechen. Ich weiß jetzt schon, dass das schwierig werden wird, und will mich für diese Aussprache wappnen.

2. STUFE: Ich wähle aus dem Fragebogen Reaktions-Cluster-Pools auf Seite 133 die Cluster
Nr. 1: »Ich habe Ängste« und
Nr. 11: »Ich reagiere wütend und aggressiv«.

3. STUFE: Bei der Feinauswahl entscheide ich mich aus Nr. 1 für:
»Ich habe Angst vor   *Mimulus, Star of Bethlehem,*
Auseinandersetzungen«.   *Agrimony, Centaury*
Aus Nr. 11 wähle ich:
»Weil ich mich unfair behandelt fühle«.   *Holly, Willow*

4. STUFE: Da die Situation für mich nicht neu ist, erkenne ich, dass alle ausgewählten Blüten in Frage kommen. Ich nehme also eine Mischung aus Mimulus, Star of Bethlehem, Agrimony, Centaury, Holly und Willow bis zum Tag der Besprechung mit meinem Ex-Mann täglich ein.

Bevor Sie beginnen ...

Wenn man eine sehr akute Krisensituation durchlebt, ist es anfangs oft nicht möglich, die eigenen Reaktionen klar zu beschreiben. Wenn es Ihnen also schwerfällt, den Cluster-Pool-Fragebogen auszufüllen, weil Sie das Gefühl haben, alles trifft zu, prüfen Sie, ob zurzeit folgende Reaktionen vorherrschen:

Ich bin in heller Panik.	*Rock Rose*
Ich muss mich jetzt sehr zusammennehmen.	*Cherry Plum*
Das trifft mich wie ein Keulenschlag.	*Star of Bethlehem*
Ich muss sofort aktiv werden.	*Impatiens*
Mir wird ganz schwindelig.	*Clematis*

Das ist das Rescue-Cluster. Sollten sich mehr als drei dieser Reaktionsmuster momentan bei Ihnen zeigen, nehmen Sie einen oder mehrere Tage lang nur Rescue im Wasserglas ein, bevor Sie sich erneut den Reaktions-Clustern zuwenden.

Fragebogen Reaktions-Cluster-Pools

Wo liegen die Schwerpunkte meiner Reaktion?

Bitte wählen Sie nicht mehr als zwei bis drei Antworten aus, die auf Ihre **jetzige** Situation am ehesten zutreffen:

- ❑ 1 Ich habe Ängste.
- ❑ 2 Ich gerate in Stress.
- ❑ 3 Ich reagiere überempfindlich, bin sehr sensibel.
- ❑ 4 Ich bin verunsichert und habe Zweifel.
- ❑ 5 Ich kann mich schwer entscheiden.
- ❑ 6 Ich reagiere inkonsequent.
- ❑ 7 Ich kann mich schlecht konzentrieren.
- ❑ 8 Ich bin zu nachgiebig, kann schwer nein sagen.
- ❑ 9 Ich bin überfordert und erschöpft.
- ❑ 10 Ich fühle mich verletzt und gekränkt.
- ❑ 11 Ich reagiere wütend und aggressiv.
- ❑ 12 Ich reagiere dominant, stur oder intolerant.
- ❑ 13 Ich setze mich unter Zeitdruck.
- ❑ 14 Ich übertreibe, kann kein Maß finden.
- ❑ 15 Ich habe Minderwertigkeitsgefühle.
- ❑ 16 Ich ziehe mich zurück.
- ❑ 17 Ich kann nicht reagieren, bin blockiert.
- ❑ 18 Ich bin mutlos und resigniere.
- ❑ 19 Ich bin antriebslos, fühle mich deprimiert und traurig.
- ❑ 20 Ich fühle mich abhängig.
- ❑ 21 Ich mache mir Vorwürfe.
- ❑ 22 Ich kann nicht loslassen.
- ❑ 23 Ich bin hart und streng zu mir.
- ❑ 24 Ich fühle mich ausgeliefert und machtlos.

1 Ich habe Ängste.

❑ Ich gerate in Panik und verliere den Überblick. *Rock Rose*

❑ Ich fürchte mich vor … (bitte konkrete
Situation einsetzen, z.B. Krankheit,
Zahnarztbesuch). *Mimulus*

❑ Ich habe grundlose Angste und kann
sie nicht greifen. *Aspen*

❑ Ich habe Angst, die Kontrolle zu verlieren,
Dinge zu tun, die ich nicht möchte. *Cherry Plum*

❑ Ich habe Angst, meine Gedanken-
kontrolle zu verlieren. *Cherry Plum,*
White Chestnut

❑ Ich habe Angst und Sorge um einen
Angehörigen/Freund/Haustier o. Ä. *Red Chestnut*

❑ Ich habe Angst vor der Ungewissheit
der Zukunft. *Aspen, Mimulus*

❑ Ich habe Angst vor der Angst. *Cherry Plum, Aspen*

❑ Ich habe Angst vor Ansteckung,
Schmutz o. Ä. *Aspen, Crab Apple*

❑ Ich habe Angst vor »schlechten
Schwingungen«. *Aspen, Crab Apple*

❑ Ich habe Angst, enttäuscht zu werden. *Mimulus, Gentian,*
Star of Bethlehem

- ❏ Ich habe Angst, seelisch verletzt zu werden. *Mimulus, Holly*

- ❏ Ich habe Angst, meine wahren Gefühle zu zeigen. *Mimulus, Agrimony*

- ❏ Ich habe Angst, durchschaut zu werden. *Mimulus, Pine, Agrimony*

- ❏ Ich habe Angst, Fehler zu machen. *Mimulus, Pine, Cerato, Larch*

- ❏ Ich habe Angst zu versagen. *Mimulus, Larch, Willow*

- ❏ Ich habe Angst vor Auseinandersetzungen. *Mimulus, Star of Bethlehem, Agrimony, Centaury*

- ❏ Ich habe Angst vor eigenen unbewussten Gefühlen. *Cherry Plum, Agrimony*

- ❏ Ich habe Angst, allein zu sein. *Mimulus, Heather*

- ❏ Ich habe Angst, andere zu verletzen. *Mimulus, Holly, Pine*

- ❏ Ich habe Angst vor Fehlentscheidungen. *Mimulus, Cerato, Scleranthus*

- ❏ Ich habe Angst, Beziehungen aufzugeben oder zu verändern. *Mimulus, Chicory, Honeysuckle, Walnut*

❑ Ich habe Angst vor Erschöpfung, Anstrengung.   *Mimulus, Olive, Hornbeam*

❑ Ich habe Angst vor Nähe, engem Kontakt.   *Mimulus, Water Violet*

❑ Ich habe Angst, zu kurz zu kommen.   *Mimulus, Heather, Chicory, Holly*

❑ Ich habe Angst vor dem Fliegen.   *Rock Rose, Cherry Plum, Willow, Honeysuckle*

❑ Ich bin abergläubisch.   *Aspen*

2 Ich gerate in Stress.

❑ Wenn Kleinigkeiten nicht in Ordnung sind.   *Rock Rose, Crab Apple*

❑ Wenn ich vor Panik den Überblick verliere.   *Rock Rose*

❑ Wenn etwas Neues auf mich zukommt.   *Rock Rose, Mimulus*

❑ Wenn ich schlechte Nachrichten höre oder Streit miterleben muss.   *Rock Rose, Agrimony, Aspen*

❑ Wenn ich mich zu sehr zurückhalten muss.   *Rock Rose, Cherry Plum, Rock Water*

❑ Wenn ich mir zu viel Verantwortung
aufgeladen habe. *Rock Rose, Elm*

❑ Wenn ich zu ungeduldig bin. *Impatiens, Chestnut Bud*

❑ Wenn ich mich zu sehr verausgabt
habe. *Rock Rose, Olive*

❑ Weil ich innerlich unsicher bin. *Rock Rose, Scleranthus,*
Cerato

❑ Weil ich zu hohe
Anforderungen *Rock Rose, Rock Water,*
an mich selbst habe. *Vervain, Elm*

❑ Weil ich nicht so schnell mitkomme. *Rock Rose, Rock*
Water, Chestnut Bud

❑ Weil zu viel von mir gefordert wird. *Elm, Willow, Vine*

❑ Weil ich ein Versprechen nicht
halten kann. *Rock Rose, Oak*

3 Ich reagiere überempfindlich, bin sehr sensibel.

❑ Ich erwarte Zuwendung von anderen
und bin enttäuscht, wenn ich sie
nicht bekomme. *Chicory, Heather*

❑ Auf Unordnung in Kleinigkeiten *Crab Apple,*
reagiere ich allergisch. *Rock Rose*

❑ Ich vertrage Kritik an mir schlecht. *Larch, Beech*

❑ Viel Lärm, grelles Licht, starke Gerüche ...
werden mir schnell zu viel. *Mimulus*

❑ Ich reagiere sehr schnell gereizt, *Holly,*
genervt, wütend. *Rock Rose*

❑ Konflikte in meiner Umgebung *Agrimony,*
belasten mich sehr. *Mimulus*

❑ Widerspruch wirft mich aus der Bahn. *Vine, Larch*

❑ Ich bin sehr wetterfühlig. *Scleranthus*

❑ Ich nehme Stimmungen der Umgebung
stark auf und ermüde rasch. *Aspen*

❑ Ich habe Angst, dass mir jemand
Widerstand entgegensetzt, und gebe
lieber gleich nach. *Centaury, Mimulus*

❑ Ich bin empfindlich »wie ein *Star of Bethlehem,*
rohes Ei«. *Heather*

❑ Wenn meine Pläne kritisiert werden,
werde ich unsicher. *Walnut, Beech*

❑ Ich leide mit anderen sehr stark mit –
kann mich schwer davon befreien. *Red Chestnut, Walnut*

4 Ich bin verunsichert und habe Zweifel.

❏ Wenn ich von anderen beobachtet werde.   *Centaury, Larch, Mimulus*

❏ Weil ich es allen recht machen will.   *Cerato, Centaury, Agrimony*

❏ Weil ich noch nicht genau weiß, was ich will.   *Cerato, Wild Oat*

❏ Weil ich mir zu wenig zutraue.   *Cerato, Larch, Mimulus*

❏ Weil ich zu viele um ihre Meinung frage und zu viele mitreden.   *Cerato, Walnut*

❏ Weil ich zweifle, ob ich der Verantwortung gewachsen bin.   *Elm, Gentian, Mimulus*

❏ Weil ich mir eine Entscheidung nicht zutraue.   *Scleranthus, Larch*

❏ Weil ich früher viel falsch gemacht habe.   *Pine, Cerato, Honeysuckle*

❏ Weil ich mich immer wieder durch andere verunsichern lasse.   *Chestnut Bud, Cerato, Walnut*

❏ Weil ich nicht weiß, ob meine Entscheidung richtig ist.   *Gentian, Scleranthus, Wild Oat*

❏ Ich will meine Unsicherheit mit allen Mitteln überspielen.   *Agrimony, Vervain, Cherry Plum*

❑ Ich zweifle daran, ob ich gut
genug bin.   *Larch, Pine, Gentian*

❑ Ich zweifle, ob ich genug Kraft habe,
meine Aufgabe zu schaffen.   *Hornbeam, Elm*

❑ Ich zweifle, ob alles gut ausgeht.   *Gentian, Aspen*

5 Ich kann mich schwer entscheiden.

❑ Weil ich mich noch nicht festlegen will.   *Wild Oat*

❑ Weil ich mich zwischen zwei Möglichkeiten
immer wieder umentscheide.   *Scleranthus*

❑ Weil ich meinem Entscheidungs-
vermögen nicht traue und nicht wieder   *Cerato,*
einen Fehler machen möchte.   *Chestnut Bud*

❑ Weil ich fürchte, den Folgen der   *Scleranthus,*
Entscheidung nicht gewachsen zu sein.   *Mimulus, Elm*

❑ Weil ich mit einem alten, ungelösten   *Honeysuckle,*
Problem beschäftigt bin.   *Walnut*

❑ Weil ich wegen innerer Abhängigkeit von
einer anderen Person zu keiner freien   *Red Chestnut,*
Entscheidung komme.   *Walnut*

❑ Weil ich Entscheidungen lieber Stärkeren   *Larch,*
und Klügeren überlasse.   *Centaury*

❑ Weil ich denke, das Schicksal wird die   *Centaury,*
Entscheidung für mich treffen.   *Willow, Aspen*

❑ Weil von der Entscheidung   *Scleranthus,*
viel abhängt.   *Mimulus, Rock Rose*

❑ Weil ich fürchte, ich kann die Entscheidung   *Scleranthus,*
nicht wieder rückgängig machen.   *Wild Oat, Mimulus*

❑ Weil ich von der Fülle des Angebots   *Scleranthus,*
überwältigt bin.   *Wild Oat, Willow*

6 Ich reagiere inkonsequent.

❑ Weil ich wie eine Fahne im Wind
auf alle Einflüsse reagiere.   *Scleranthus*

❑ Weil ich meiner eigenen Meinung
nicht traue.   *Cerato*

❑ Weil ich immer glaube, dass noch eine
bessere Möglichkeit auf mich wartet.   *Wild Oat*

❑ Weil ich mich durch Kleinigkeiten
ablenken lasse.   *Crab Apple*

❑ Weil ich mehrere Ideen gleichzeitig
verfolgen möchte.   *Wild Oat, Scleranthus*

❑ Weil ich gedanklich nicht bei der
Sache bin.   *Clematis*

❑ Weil vage Ängste und Befürchtungen
mich immer wieder zurückhalten.   *Aspen, Mimulus*

❑ Weil ich innerlich nicht voll hinter   *Cerato,*
der Sache stehe.   *Wild Oat, Walnut*

❑ Weil ich es allen recht machen will.   *Agrimony,*
Scleranthus, Centaury

❑ Weil ich meine Entscheidung immer   *Cerato,*
wieder anzweifle.   *Scleranthus*

❑ Weil ich noch kein klares Ziel vor Augen
habe.   *Wild Oat*

7 Ich kann mich schlecht konzentrieren.

❑ Weil ich zu abgeschlafft bin.   *Olive, Hornbeam*

❑ Weil ich zu viel im Kopf
habe.   *Hornbeam, White Chestnut*

❑ Weil ich mich zu leicht
ablenken lasse oder   *Scleranthus,*
das Interesse verliere.   *Wild Oat, Chestnut Bud*

❑ Weil ich mir nicht sicher bin,   *Cerato,*
was ich wirklich will.   *Wild Oat*

❑ Weil ich geistig schnell ermüde.   *Olive, Hornbeam,*
Cerato, Chestnut Bud

❑ Weil ich gedanklich überaktiv
bin.   *White Chestnut*

❑ Weil ich mich im Detail verliere.   *Crab Apple*

❑ Weil ich zu vieles gleichzeitig
erledigen will.   *Wild Oat, Impatiens*

❑ Weil ich innerlich getrieben und   *Impatiens,*
hektisch reagiere.   *Vervain*

❑ Weil ich geistig leicht abdrifte.   *Clematis*

❑ Weil ich schnell nervös werde
und dann den Überblick verliere.   *Rock Rose*

❑ Weil ich gedanklich mit etwas   *Clematis,*
anderem beschäftigt bin.   *White Chestnut, Wild Oat*

8 Ich bin zu nachgiebig, kann schwer nein sagen.

❑ Weil ich niemandem
weh tun möchte.   *Centaury, Agrimony, Pine*

❑ Weil ich kein klares Ziel
vor Augen habe.   *Centaury, Wild Oat*

❑ Weil ich mich immer wieder
verunsichern lasse.   *Centaury, Walnut*

❑ Weil ich tolerant sein will.   *Beech, Centaury*

❑ Weil ich Angst vor   *Mimulus,*
  Auseinandersetzungen habe.   *Centaury, Agrimony*

❑ Weil ich nicht genau weiß,
  was ich wirklich will.   *Cerato, Walnut*

❑ Weil ich Schuldgefühle bekomme,
  wenn ich meinen eigenen Willen zeige.   *Pine, Vine*

❑ Weil ich gegen stärkere Persönlichkeiten   *Centaury,*
  nicht ankomme.   *Aspen, Larch*

❑ Weil mir die Kraft dazu fehlt.   *Centaury, Olive*

❑ Ich lasse mir zu viel vorschreiben,
  weil ich anderen mehr zutraue.   *Larch, Cerato*

❑ Ich muss lernen, mich besser
  durchzusetzen.   *Vine, Centaury*

❑ Ich habe Schuldgefühle, wenn ich meinen
  eigenen Willen durchgesetzt habe.   *Vine, Pine*

9 Ich bin überfordert und erschöpft.

❑ Weil plötzlich alles auf einmal kommt.   *Elm*

❑ Weil ich schon lange viel zu viel leisten musste. *Olive, Oak*

❑ Weil die Tretmühle des Alltags mich   *Olive,*
  lähmt und auslaugt.   *Hornbeam*

☐ Weil die geistigen Anforderungen ständig *Olive,*
steigen und ich immer wieder an *Cerato, Chestnut Bud,*
meine Leistungsgrenzen gerate. *Hornbeam*

☐ Weil meine Angst zu versagen *Olive, Larch,*
mich viel Kraft kostet. *Mimulus*

☐ Weil ich zu viele Verantwortungsbereiche über-
nommen habe und schwer delegieren kann. *Olive, Elm*

☐ Weil ich mich bei vielem, was ich tue, *Olive,*
überstark anstrengen muss. *Vervain*

☐ Weil ich so hohe Anforderungen
an mich selbst stelle und mir *Olive, Rock Water,*
keine Pausen gönne. *Vervain*

☐ Weil ich mir aus Gutmütigkeit *Olive,*
zu viel aufladen lasse. *Centaury*

☐ Weil ich keine Motivation mehr habe. *Gentian, Wild Rose*

☐ Weil ich deprimiert bin und nicht *Olive,*
mehr an den Erfolg glaube. *Mustard, Gentian*

10 Ich fühle mich verletzt und gekränkt.

☐ Weil mir Unrecht geschieht. *Holly, Vervain*

☐ Weil ich trotz Trennung immer wieder *Walnut,*
hin- und hergerissen bin. *Scleranthus, Red Chestnut*

- ❑ Weil ich betrogen wurde. *Holly, Willow*

- ❑ Weil ich glaube, die anderen sollten
  dankbarer sein. *Holly, Chicory*

- ❑ Weil ich mich zu Unrecht kritisiert
  fühle. *Beech, Willow*

- ❑ Weil ich das Gefühl habe, alles falsch *Cerato,*
  gemacht zu haben. *Walnut, Pine*

- ❑ Ich darf jetzt nicht zeigen, wie *Holly, Agrimony,*
  verletzt ich bin. *Cherry Plum*

- ❑ Ich bin beleidigt, weil ich es gut meine, *Willow,*
  aber missverstanden werde. *Chicory*

- ❑ Weil etwas nicht nach meinen Vorstellungen
  läuft, tue ich mir leid und möchte mich *Chicory,*
  zurückziehen. *Water Violet*

- ❑ Weil ich eine unerwartete
  Auseinandersetzung noch nicht *Star of Bethlehem,*
  verkraftet habe. *Holly, Agrimony*

- ❑ In mir kreisen Rachegedanken, und *Holly,*
  ich fühle mich dafür schuldig. *White Chestnut, Pine*

- ❑ Ich habe schweren *Sweet Chestnut,*
  Liebeskummer. *Star of Bethlehem, Holly, Willow*

- ❑ Ich fühle mich zurückgewiesen und *Holly,*
  abgewertet. *Larch*

❑ Ich fühle mich gekränkt und reagiere
beleidigt.   *Holly, Chicory*

11 Ich reagiere wütend und aggressiv.

❑ Weil ich meinen eigenen Willen
unbedingt durchsetzen will.   *Holly, Vine*

❑ Weil ich ungeduldig bin.   *Holly, Impatiens*

❑ Weil ich mich unfair behandelt fühle.   *Holly, Willow*

❑ Weil ich meine Gefühle lange nicht zeige   *Holly,*
und dann plötzlich explodiere.   *Cherry Plum*

❑ Weil ich denke, ich werde hintergangen.   *Holly, Aspen*

❑ Weil etwas nicht so funktioniert, wie ich es   *Chicory,*
mir vorgestellt habe.   *Holly*

❑ Weil ich mich hilflos und
überfordert fühle.   *Heather, Holly, Elm*

❑ Weil ich mich alleingelassen und
machtlos fühle.   *Holly, Willow*

❑ Weil ich früher missbraucht   *Honeysuckle,*
und ausgenutzt wurde.   *Holly, Willow*

❑ Weil ich nicht verstanden werde   *Holly,*
und mir keiner glaubt.   *Willow, Cerato*

❑ Weil ich Angst habe, verletzt zu werden, *Mimulus,*
 und mich schützen will. *Holly*

❑ Weil ich denke, mein Partner hat
 etwas falsch gemacht. *Beech, Holly*

❑ Weil ich mir zu lange zu viel gefallen *Centaury,*
 lassen habe. *Holly, Vine*

❑ Weil ich einen Fehler gemacht habe und *Pine,*
 nicht dazu stehen kann. *Holly*

12 Ich reagiere dominant, stur oder intolerant.

❑ Ich will meine Vorstellungen um jeden *Vine,*
 Preis durchsetzen. *Holly, Vervain*

❑ Ich will andere zu meiner Meinung
 bekehren. *Vervain*

❑ Ich versuche, meine Ideen auf indirektem Wege *Vine,*
 oder über andere Personen durchzusetzen. *Chicory*

❑ Weil ich glaube, andere zu ihrem Glück *Vervain,*
 zwingen zu müssen. *Vine*

❑ Weil ich immer meinen Kopf durchsetzen will,
 wirft man mir Egoismus vor. *Vine*

❑ Um meine Ziele zu erreichen, setze ich andere
 Menschen strategisch geschickt ein. *Vine, Chicory*

❑ Ich habe Schwierigkeiten mit
Autoritätspersonen. *Vine*

❑ Ich erwarte von anderen einen hohen *Crab Apple,*
Ordnungs- und Reinheitsstandard. *Beech*

❑ Ich kritisiere andere, wenn sie nicht den *Beech,*
gleichen Wertmaßstäben folgen. *Rock Water*

❑ Ich reagiere ärgerlich, wenn andere *Holly,*
mein Tempo nicht mithalten. *Impatiens*

❑ Ich habe mich in die Angelegenheit *Vine,*
verbissen und gebe aus Prinzip nicht nach. *Rock Water*

❑ Ich halte aus Prinzip an einer einmal *Oak,*
getroffenen Entscheidung fest. *Rock Water*

❑ Weil ich von meiner Idee so überzeugt bin, *Rock Water,*
setze ich mich und andere unter Druck. *Vervain*

13 Ich setze mich unter Zeitdruck.

❑ Weil ich alles sofort
erreichen will. *Impatiens, Vine*

❑ Weil ich alles so schnell wie möglich *Impatiens,*
hinter mich bringen möchte. *Aspen, Water Violet*

❑ Weil ich mir selbst zu viel *Elm,*
aufgeladen habe. *Rock Water, Vervain*

❑ Weil ich mir aus Gutmütigkeit zu viel   *Centaury,*
von anderen aufladen lasse.   *Chestnut Bud*

❑ Weil ich aus Begeisterung für eine   *Impatiens,*
Sache das Maß verliere.   *Vervain*

❑ Weil ich zu viele Dinge   *Impatiens, Wild Oat,*
gleichzeitig im Kopf habe.   *White Chestnut, Crab Apple*

❑ Ich werfe mir vor, mein Pensum   *Impatiens,*
nicht zu schaffen.   *Larch, Pine*

❑ Weil ich wichtige Termine   *Impatiens,*
einhalten muss.   *Vine, Willow*

❑ Weil ich fürchte, etwas zu versäumen,   *Impatiens,*
was ich mir vorgenommen habe.   *Rock Water, Clematis*

❑ Weil ich fürchte, dass mir die   *Impatiens,*
Zeit davonläuft.   *Willow, Aspen*

14 Ich übertreibe, kann kein Maß finden.

❑ Aus Begeisterung für eine Idee.   *Vervain*

❑ Im Denken und Fühlen.   *Sweet Chestnut*

❑ Beim Essen, Trinken,
Einkaufen o. Ä.   *Vervain, Heather*

❑ Beim Einsatz meiner Kräfte.   *Vervain, Olive*

❑ Wenn ich verliebt bin.   *Holly, Vervain, Sweet Chestnut*

❑ Aus überstarkem   *Oak, Pine,*
Pflichtbewusstsein.   *Vervain*

❑ Weil ich sehr ehrgeizig bin.   *Vine, Sweet Chestnut*

❑ Aus Mitleid.   *Red Chestnut, Vervain*

❑ Aus Perfektionismus.   *Vervain, Rock Water*

❑ Ich verfalle in Aktionismus.   *Impatiens, Vervain*

❑ Beim Arbeiten (Workaholic).   *Chicory, Vervain*

❑ In meiner Fürsorge   *Vervain,*
für andere.   *Red Chestnut*

15 Ich habe Minderwertigkeitsgefühle.

❑ Ich fühle mich hoffnungslos
unterlegen.   *Larch, Gorse, Willow*

❑ Ich traue mir nicht zu, die Sache
durchzuziehen.   *Larch, Walnut, Cerato*

❑ Weil ich mich immer wieder
breitschlagen lasse.   *Larch, Centaury*

❑ Weil ich geistig nicht so   *Larch, Chestnut Bud,*
schnell mitkomme.   *Hornbeam*

❑ Ich lasse mir meine Minderwertig- *Agrimony,*
keitsgefühle nicht anmerken. *Larch, Cherry Plum*

❑ Wegen meines *Beech, Larch,*
Aussehens. *Crab Apple*

❑ Ich habe Angst, dass der/die andere
fähiger ist als ich. *Larch, Mimulus*

❑ Ich fürchte, meiner Verantwortung *Elm,*
nicht länger gewachsen zu sein. *Mimulus*

❑ Rückschläge nagen an meinem
Selbstbewusstsein. *Larch, Gentian*

❑ Wenn ich mich unterlegen fühle, *Larch,*
reagiere ich trotzig oder bockig. *Vine*

16 Ich ziehe mich zurück.

❑ Ich fühle eine innere Distanz zu
anderen. *Water Violet*

❑ Weil ich mir weniger zutraue als anderen, *Water Violet,*
bleibe ich im Hintergrund. *Larch*

❑ Weil ich sehr empfindlich bin. *Water Violet,*
Star of Bethlehem

❑ Weil ich andere Menschen
sehr kritisch sehe. *Water Violet, Beech*

❑ Weil ich alles schneller mache als andere
und nicht im Team arbeiten kann. *Impatiens*

❑ Ich mache mir Vorwürfe, weil ich *Water Violet,*
mit anderen nicht so gut reden kann. *Pine, Larch*

❑ Weil ich nicht daran glaube, dass sich
etwas ändert, ziehe ich mich immer *Water Violet,*
mehr zurück. *Gorse, Gentian*

❑ Man hält mich für unschlüssig *Water Violet,*
und launenhaft. *Scleranthus, Wild Oat*

❑ Weil ich scheu und schüchtern bin, *Mimulus,*
rede ich möglichst wenig. *Water Violet*

❑ Weil ich Angst habe, mich *Mimulus, Larch,*
zu blamieren. *Beech*

❑ Weil ich nicht so schlagfertig *Mimulus,*
bin wie andere. *Star of Bethlehem, Larch*

❑ Weil ich so sehr mit mir und *Heather,*
meiner Welt beschäftigt bin. *Clematis*

❑ Weil ich im Gespräch mit anderen *Aspen,*
sehr viel Kraft verliere. *Red Chestnut, Olive*

❑ Weil ich gedanklich zurzeit mit einem *Clematis,*
anderen Thema stark beschäftigt bin. *White Chestnut*

❑ Weil ich enttäuscht, traurig und
verbittert bin. *Gentian, Willow*

❑ Ich werde für arrogant gehalten, weil ich auf
andere Menschen nicht unbefangen
zugehen kann.   *Water Violet*

❑ Weil mich schon Kleinigkeiten bei anderen   *Beech,*
extrem stören, z. B. Aussprache, Kleidung,   *Crab Apple,*
Körpergeruch.   *Water Violet*

❑ Weil ich Angst vor neuen   *Mimulus, Elm,*
Verpflichtungen habe.   *Water Violet*

❑ Weil ich selten spontan sein kann   *Chicory, Cherry Plum,*
oder will.   *Agrimony*

❑ Weil ich Angst habe, andere an   *Water Violet,*
mich heranzulassen.   *Mimulus, Star of Bethlehem*

❑ Weil ich mich nicht mit den Problemen   *Chicory,*
anderer belasten möchte.   *Heather, Water Violet*

❑ Weil ich Auseinandersetzungen   *Water Violet,*
scheue.   *Agrimony, Mimulus*

❑ Weil ich in meiner Kindheit viele   *Star of Bethlehem,*
Streitigkeiten miterleben musste.   *Agrimony, Willow*

❑ Andere werfen mir vor, dass ich sie nicht   *Heather,*
zu Wort kommen lasse, und ziehen sich   *Water Violet,*
von mir zurück.   *Willow*

17 Ich kann nicht reagieren, bin blockiert.

❏ Weil ich zu viel von mir verlange.   *Rock Water, Vervain*

❏ Weil ich einen Schock noch nicht
verkraftet habe.   *Star of Bethlehem*

❏ Weil ich schlechte Erfahrungen   *Star of Bethlehem,*
gemacht habe.   *Gentian, Honeysuckle*

❏ Weil ich über einen bestimmten Punkt   *White Chestnut,*
im Denken nicht hinwegkomme.   *Chestnut Bud*

❏ Weil ich Angst habe, ausgenutzt   *Honeysuckle,*
zu werden.   *Vine, Chicory*

❏ Weil ich durch meine   *Aspen,*
Dünnhäutigkeit alles aufnehme und   *Scleranthus,*
paralysiert bin.   *Star of Bethlehem*

❏ Weil ich nicht mehr aus   *Sweet Chestnut,*
noch ein weiß.   *Wild Oat, Cerato*

❏ Weil ich bei der Umsetzung
meiner Ideen immer wieder an   *Vervain, Gentian,*
der gleichen Hürde scheitere.   *Chestnut Bud*

❏ Ich bin tief bedrückt, weiß aber nicht, warum.   *Mustard*

18 Ich bin mutlos und resigniere.

❏ Wenn die ersten Schwierigkeiten auftreten,
werde ich sofort pessimistisch.   *Gentian*

❏ Ich bin in einem seelischen Tief.   *Mustard, Gentian*

❏ Weil ich einen Schicksalsschlag   *Honeysuckle,*
immer noch nicht verkraften   *Willow,*
kann.   *Star of Bethlehem*

❏ Weil ich glaube, es ist mein Schicksal,   *Gentian,*
»es soll nicht sein«.   *Aspen, Willow*

❏ Weil ich die Hoffnung auf eine Änderung
der Lage verloren habe.   *Gorse*

❏ Das Leben macht keine   *Gorse, Wild Rose,*
Freude mehr.   *Willow*

❏ Weil ich tief im Inneren immer noch   *Gentian,*
nicht weiß, was ich wirklich will.   *Wild Oat*

❏ Weil ich nicht glaube, dass mir
was Besseres zusteht.   *Pine, Gentian*

❏ Weil mir immer wieder Steine in   *Gentian,*
den Weg geworfen werden.   *Willow, Chestnut Bud*

❏ Weil ich völlig ausgebrannt bin.   *Olive, Gorse*

19 Ich bin antriebslos, fühle mich deprimiert und traurig.

❑ Ich bin traurig und mache mir Vorwürfe.   *Mustard, Pine*

❑ Meine schwere Vergangenheit   *Honeysuckle,*
belastet mich noch heute.   *Willow, Mustard*

❑ Weil ich nach vielen schlechten Erfahrungen   *Wild Rose,*
nicht mehr an das Gute im Menschen   *Gorse, Gentian*
glaube.

❑ Weil ich eine Enttäuschung noch   *Star of Bethlehem,*
nicht überwunden habe.   *Gentian, Willow*

❑ Ich bin bleiern müde und   *Olive, Wild Rose,*
apathisch.   *Mustard*

❑ Ich betrauere den Verlust eines   *Mustard,*
geliebten Menschen/Tieres.   *Red Chestnut, Honeysuckle*

❑ In meiner Trauer ziehe ich mich mehr und   *Mustard,*
mehr in eine andere Welt zurück.   *Water Violet, Clematis*

❑ Ich fühle mich machtlos   *Willow,*
und verzweifelt.   *Sweet Chestnut*

❑ Ich bin pessimistisch und verbittert.   *Gentian, Willow*

❑ Meine Trauer verfolgt mich   *White Chestnut,*
bis in den Schlaf.   *Mustard, Gentian*

❑ Ich bin deprimiert, weil ich mir um einen   *Red Chestnut,*
anderen Menschen sehr viel Sorgen mache.   *Gentian*

☐ Weil ich keine Perspektive sehe. *Gentian, Gorse*

☐ Ich bin traurig, weil ich etwas mir Lieb- *Willow,*
gewordenes verloren habe. *Honeysuckle*

20 Ich fühle mich abhängig.

☐ Weil ich zu gutmütig bin und immer
wieder nachgebe. *Centaury, Pine*

☐ Weil ich in alle möglichen Beziehungen
verstrickt bin. *Chicory*

☐ Von den Stimmungen und Launen *Walnut, Willow,*
anderer Menschen. *Star of Bethlehem*

☐ Von der Stimmung und Atmosphäre *Agrimony,*
meiner Umgebung. *Aspen*

☐ Von einem ehemaligen Partner. *Honeysuckle,*
Red Chestnut

☐ Weil ich allein nicht weiß,
wie ich mich entscheiden soll. *Cerato*

☐ Weil ich die Situation nicht beeinflussen kann. *Willow*

☐ Weil ich mich unterdrückt fühle. *Willow, Vine*

☐ Weil ich glaube, ein Opfer bringen *Willow,*
zu müssen. *Pine*

❑ Von dem, was die anderen wollen. *Centaury, Agrimony*

❑ Von einem Menschen, mit dem ich *Red Chestnut,*
sehr verbunden bin. *Walnut*

21 Ich mache mir Vorwürfe.

❑ Es bedrückt mich, mir vorzustellen, *Pine,*
wie sich der/die andere jetzt fühlt. *Red Chestnut*

❑ Ich bedauere, dass ich so hart war. *Pine, Vine, Agrimony*

❑ Weil ich so viel kritisiere. *Pine, Beech*

❑ Ich werfe mir vor, dass ich keine
eigene Meinung habe. *Pine, Cerato*

❑ Vor Scham würde ich mich am liebsten *Pine,*
in einem Loch verkriechen. *Water Violet*

❑ Ich werfe mir vor, dass ich meiner Verantwortung *Pine,*
nicht nachgekommen bin. *Elm*

❑ Ich werfe mir vor, einen unverzeihlichen
Fehler gemacht zu haben. *Pine, Beech*

❑ Ich werfe mir vor, dass ich nicht nein
sagen kann. *Pine, Centaury*

❑ Ich werfe mir vor, etwas Unwiederbringliches *Pine,*
in meinem Leben versäumt zu haben. *Honeysuckle*

❏ Ich werfe mir vor, dass ich egoistisch bin
und zu viel an mich selbst denke. *Pine, Heather*

22 Ich kann nicht loslassen.

❏ Ich muss den Schock
erst einmal verkraften. *Star of Bethlehem*

❏ Ich habe Angst davor, ins *Rock Rose,*
kalte Wasser zu springen. *Mimulus*

❏ Ich habe Angst vor dem *Mimulus, Aspen,*
Neubeginn. *Walnut*

❏ Ich fürchte, andere Menschen
dadurch zu verletzen. *Agrimony, Pine*

❏ Ich habe die Vergangenheit noch *Honeysuckle,*
nicht genügend aufgearbeitet. *Beech, Willow*

❏ Ich will, dass alles beim Alten bleibt. *Honeysuckle, Chicory*

❏ Ich fühle mich mit einem anderen
Menschen wie mit einer energetischen *Red Chestnut,*
Nabelschnur verbunden. *Walnut*

❏ Ich fürchte, das Gesicht *Mimulus,*
zu verlieren. *Agrimony*

❏ Ich weiß nicht, ob die Entscheidung zur *Cerato,*
Trennung richtig ist. *Scleranthus*

❑ Ich weiß nicht, wie es nach der Trennung   *Wild Oat,*
weitergehen soll.   *Aspen*

23 Ich bin hart und streng zu mir.

❑ Ich bin zu hart und streng zu mir selbst,
verlange von mir zu viel Disziplin.   *Rock Water*

❑ Wenn ich mir doch mal etwas gönne,   *Rock Water,*
habe ich ein schlechtes Gewissen.   *Pine*

❑ Ich zwinge mich, um jeden Preis   *Rock Water,*
durchzuhalten, beinahe masochistisch.   *Vine, Oak*

❑ Ich versuche, meine Gefühle eisern   *Cherry Plum,*
unter Kontrolle zu halten.   *Rock Water*

❑ Weil ich perfekt sein will,   *Rock Water,*
kritisiere ich mich gnadenlos.   *Beech*

❑ Mein Alltag schwankt zwischen   *Rock Water,*
höchster Selbstdisziplin und Chaos.   *Clematis*

❑ Weil ich immer der Starke sein will,
verlange ich zu viel von mir und   *Rock Water,*
verausgabe mich.   *Olive, Oak*

❑ Wenn ich meine hohen Disziplinansprüche nicht   *Oak,*
durchhalten kann, habe ich Schuldgefühle.   *Pine*

24 Ich fühle mich ausgeliefert und machtlos.

❑ Weil ich den Schreck noch   *Star of Bethlehem,*
nicht verkraftet habe.   *Willow*

❑ Weil mir Unrecht geschieht.   *Willow, Vervain*

❑ Weil ich Dinge tun muss,   *Willow,*
die ich eigentlich nicht will.   *Vine, Cerato*

❑ Weil ich in meiner Position/Rolle   *Willow,*
meine Gefühle nicht zeigen darf.   *Agrimony, Cherry Plum*

❑ Weil mir etwas weggenommen wurde.   *Vine, Willow*

❑ Weil ich nicht die gleichen Möglichkeiten   *Honeysuckle,*
hatte wie andere.   *Willow*

❑ Weil ich mich schwächer und kleiner   *Willow,*
fühle als andere.   *Larch*

❑ Weil ich in meinem Alter nicht mehr   *Hornbeam,*
die Kräfte habe.   *Honeysuckle,*
                               Olive, Gorse

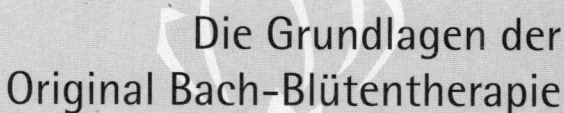

Die Grundlagen der Original Bach-Blütentherapie

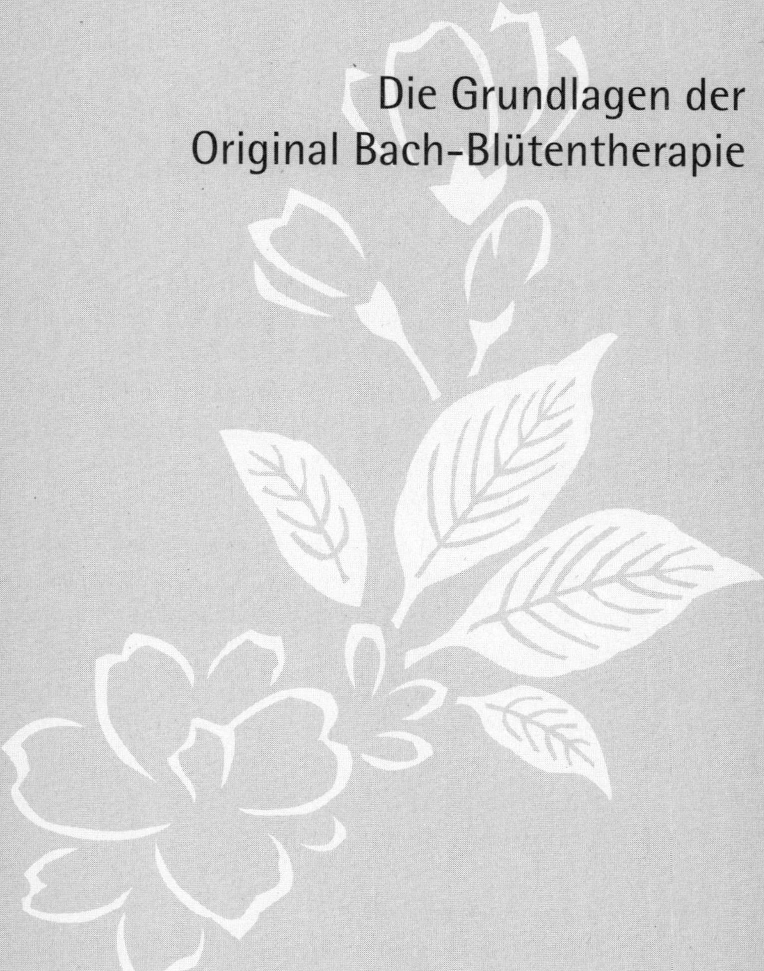

Seelenharmonie durch Blütenenergie

Die Original Bach-Blütentherapie gründet sich auf die Entdeckung des englischen Arztes und Philosophen Dr. Edward Bach (1886–1936) und wird durch Mechthild Scheffer seit 1981 systematisch weiter ausgebaut.

Edward Bach leistete schon zu Beginn des vorigen Jahrhunderts entscheidende Beiträge zum heutigen Gebiet der Psychosomatik und der **Salutogenese**. Seine Therapie führt über die **Aufklärung der individuellen Entstehungsursache** (Missverständnis kosmischer Gesetze) und **die konsolidierende Einnahme von reharmonisierenden Pflanzenauszügen** zur Persönlichkeitsentfaltung und Prävention.

Bachs Anliegen war es, ein einfaches Behandlungssystem zu schaffen, das nicht nur von medizinischen Fachkollegen, sondern von **jedermann gefahrlos zur Selbstbehandlung** genutzt werden kann. Die Bach-Blütentherapie wird von unzähligen Menschen zur Selbsthilfe, aber auch in medizinisch oder psychologisch orientierten Praxen weltweit eingesetzt.

Die Anwendungsgebiete heute:

- **Seelische Gesundheitsvorsorge**
  Wunsch nach Bewusstseinsentwicklung, Charakterstärkung, Harmonisierung verzerrter Verhaltens- und Gefühlsreaktionen, beispielsweise Eifersucht, Ängstlichkeit, Resignation.
- **Psychische Stresssituationen und Lebenskrisen**
  (eventuell begleitend zu psychotherapeutischen Maßnah-

men) zum Beispiel Beziehungskonflikte, Erziehungs- und Schulprobleme, Arbeitsplatzverlust, Midlife-Crisis.

- **Begleitbehandlung akuter und chronischer Krankheiten** (ergänzend zur spezifischen Behandlung durch den Arzt oder Heilpraktiker). Besonders bewährt bei Beschwerden mit psychovegetativer Symptomatik: z.B. Schlafstörungen, Neurodermitis, Psoriasis, zur Geburtsvorsorge und zur seelischen Nachbehandlung von leichten und schwereren Operationen bei Krebs, Herzinfarkt u.a.

Das geistige Konzept der Original Bach-Blütentherapie

Die Bach-Blütentherapie geht davon aus, dass jeder Krise oder körperlichen Krankheit eine seelische Gleichgewichtsstörung aufgrund »geistiger Missverständnisse« vorausgeht, die sich in negativen oder verzerrten seelischen Verhaltensmustern zeigt, wie z.B. Selbstbestrafung, übertriebener Durchsetzungswille, Entscheidungsschwäche.

Edward Bach erforschte und definierte »38 disharmonische Seelenzustände der menschlichen Natur« (siehe Seite 169).

Diese negativen oder verzerrten Verhaltensmuster bilden »seelische Giftstoffe« (Psychotoxine) und blockieren den Zugang zu unserer »Inneren Führung«.

Es ist das **Ziel der Bach-Blütentherapie,** das seelische Gleichgewicht durch Entzerrung und Reharmonisierung dieser destruktiven seelischen Verhaltensmuster wiederherzustellen (z.B. wird aus Selbstbestrafung schrittweise wieder Selbstrespekt). Dadurch wird der Kontakt zur Inneren Führung wiederhergestellt und der Weg zu den eigenen seelischen Selbstheilungskräften frei. Selbstentfaltung und seelisches Wachstum können wieder stattfinden.

Zur Wirkung der Bach-Blüten

Die Bach-Blütenkonzentrate tragen die Information bestimmter harmonischer Bewusstseinspotenziale aus der Pflanzenwelt, die mit entsprechenden archetypischen Reaktionsmustern auf feineren menschlichen Bewusstseinsebenen korrespondieren. So korrespondiert das Potenzial der Eiche (Oak) mit den menschlichen Reaktionsmustern der Ausdauer. Die Bach-Blüten wirken als Katalysatoren auf der Gefühls- und Entscheidungsebene. Ihre energetischen Impulse führen die verzerrten Muster wieder in die harmonische Form des eigentlichen Seelenpotenzials zurück. Dadurch stellen sie den Kontakt zu unserem intuitiven Wissen bzw. der Inneren Führung wieder her.

Stichworte zum Lebensplan-Modell der Bach-Blütentherapie

Im Einklang mit den großen Heiltraditionen aller Völker (z. B. Ayurveda, Paracelsus-Medizin) geht die Bach-Blütentherapie davon aus, dass es in jedem Menschen einen unvergänglichen, göttlichen *(Seele mit Höherem Selbst)* und einen vergänglichen Anteil *(Persönlichkeit)* gibt.

Seele mit Höherem Selbst

Diese Instanz in uns möchte in unserem Leben eine Idee verwirklichen oder eine »göttliche« Eigenschaft entfalten (z. B. Harmonie). Sie entwirft unseren Lebensauftrag, unseren Lebensplan (z. B. Geigerin werden).

Persönlichkeit und Lebensplan

Die Persönlichkeit ist der Mensch aus Fleisch und Blut. Durch sie als Instrument kann die Seele den Lebensauftrag verwirklichen. Zu diesem Zweck ist die Persönlichkeit mit spezifischen Charakterpotenzialen und Begabungen ausgestattet (z. B. Ausdauer). Durch die freie und individuelle Entfaltung dieser positiven Charakterpotenziale kann der Lebensplan Schritt für Schritt in die Tat umgesetzt werden.

Innere Führung / Innere Stimme
Die Innere Führung als Sprache des Höheren Selbst ist der Vermittler und die energetische Verbindung zwischen unserer Seele und unserer Persönlichkeit. Sie leitet die Persönlichkeit durch Inspiration bei der allmählichen Entfaltung des Lebensplans auf Basis der geistigen Prinzipien.

Geistige Prinzipien

- **Prinzip der Einheit – das Große Ganze**
  Wie eine Zelle in einem Körper lebt unsere Seele mit der Persönlichkeit als Energiepartikel in einer größeren Einheit, im Kosmos. Durch die Verwirklichung unseres Lebensplans tragen wir automatisch zur Entfaltung dieses Großen Ganzen bei. Wenn unser Handeln im Einklang mit den Absichten des Großen Ganzen ist, werden wir von ihm gefördert und energetisch versorgt. Jedes Handeln gegen die Interessen des Großen Ganzen unterbricht unsere Verbindung zur kosmischen Energieversorgung und fällt früher oder später auf uns selbst zurück.
- **Prinzip der Inneren Führung**
  Die wichtigste Aufgabe im Leben ist die Entfaltung des eigenen Lebensplans. Nur dadurch trägt man zum Großen Ganzen bei und hat Anschluss an den unerschöpflichen kosmischen Energiestrom. Deshalb ist es sinnvoll, auf die Inspirationen seiner Inneren Führung zu achten und ihnen

zu folgen. Wir sollten nicht zulassen, dass sich andere Menschen in unseren Lebensplan einmischen, und selbst auch nicht Einfluss auf die Lebenspläne anderer Menschen nehmen.

Idealerweise folgt die Persönlichkeit vollkommen den Inspirationen der Inneren Führung. Der Lebensplan wird verwirklicht. Das führt zu vollkommenem Glück, Gesundheit und Zufriedenheit. Natürlich ist das selten der Fall.

Geistige Missverständnisse

Geistige Missverständnisse führen dazu, dass unsere Persönlichkeit ohne die Inspirationen der Inneren Führung handelt. Dann sieht sie **sich nicht als Teil des Großen Ganzen** (Prinzip der Einheit), sondern lebt in der Illusion, völlig eigenständig zu sein.

In diesem Zustand wendet sich unsere Persönlichkeit **nicht nach innen** (Prinzip der Inneren Führung), **sondern nach außen**. Sie richtet sich zum Beispiel ausschließlich nach sozialen Normen oder dem Rat anderer Menschen und entfernt sich dadurch vom eigenen Lebensplan. Das führt zu einer Unterbrechung im kosmischen Energiefluss und somit zu Blockaden der angelegten Charakterpotenziale. Wir erleben diese Blockaden als destruktive Verhaltensmuster wie ungeduldig sein, resignieren, dominieren. Das sind die 38 von Bach definierten negativen Seelenzustände oder verzerrten Reaktionsmuster.

Die 38 disharmonischen Seelenzustände der menschlichen Natur

Sie gehören zu einem **Verhaltensrepertoire,** das sich bei allen Menschen unabhängig von Zeit, Rasse und Kultur immer wieder beobachten lässt. Sie zeigen uns als **Symptome,** wo wir in bestimmten Bereichen keine Verbindung mehr zu unserer Inneren Führungsinstanz haben und vom kosmischen Energiefluss abgeschnitten sind.

Blütenname	Im Verzerrungszustand
1 Agrimony Die Ehrlichkeitsblüte	Man versucht, quälende Gedanken und innere Unruhe hinter einer Fassade von Fröhlichkeit und Sorglosigkeit zu verbergen.
2 Aspen Die Ahnungsblüte	Man hat unerklärliche vage Ängstlichkeiten, Vorahnungen; heimliche Furcht vor irgendeinem drohenden Unheil.
3 Beech Die Toleranzblüte	Man reagiert überkritisch und intolerant; kann wenig Mitgefühl und Einfühlungsvermögen aufbringen.
4 Centaury Die Blüte des Dienens	Man kann nicht »nein« sagen; der eigene Wille ist sehr schwach; Überreaktion auf die Wünsche anderer.
5 Cerato Die Intuitionsblüte	Man ist unsicher, hat zu wenig Vertrauen in die eigene Meinung und Urteilsfähigkeit.
6 Cherry Plum Die Gelassenheitsblüte	Es fällt einem schwer, innerlich loszulassen; man hat Angst vor seelischen Kurzschlusshandlungen; unbeherrschte Temperamentsausbrüche.

Was soll ich erkennen und ändern?	Kraftformel
Maske bringt nichts. Statt nach Schein-harmonie zu streben, sollte ich auch Disharmonisches zur Kenntnis nehmen. Nur so kann ich langfristig echten Kontakt mit anderen erreichen.	Ich fühle Frieden. Ich bin ehrlich. Ich zeige mich.
Ich sollte der Sache auf den Grund gehen. Nüchtern betrachtet, erweist sich jedes ungreifbare Angstgefühl entweder als Hirngespinst, oder es hat eine reale Ursache, auf die ich angemessen reagieren kann.	Ich bin beschützt. Ich bin zentriert. Ich bin stark.
Ich sollte nicht stets von mir ausgehen, sondern die Situation insgesamt erfassen. Statt abgrenzende Kritik zu üben, könnte ich vielmehr fragen: Wo liegt der gemeinsame Nenner? Wie kommen wir zum fruchtbaren Handeln?	Ich nehme an. Ich komme entgegen. Ich sehe die Entwicklungschance.
Ich muss nicht »ja« sagen, wenn ich »nein« meine. Statt unreflektiert zu dienen, sollte ich mich fragen: Wessen Lebensplan dient das wirklich? Grenzen zu setzen schafft Orientierung und fördert den beiderseitigen Entwicklungsprozess.	Ich stehe gerade. Ich bin der, der ich bin. Ich will, was ich will.
Ich kann meinen eigenen Eingebungen vertrauen. Ich muss nicht alles immer wieder hinterfragen in der Meinung, andere wüssten es besser. Ich sollte viel mehr auf mein Bauchgefühl hören.	Ich traue mir. Ich achte meine ersten Einfälle. Ich entscheide selbst.
Ich muss meine Gefühle nicht beherrschen oder unterdrücken, denn sie sind Lotsen auf meinem Lebensweg. Gefühlsstau ist Entwicklungsstau. Ein wichtiges geistiges Gesetz heißt: »Alles fließt«.	Ich habe Mut. Ich öffne mich. Ich lasse fließen, was fließen möchte.

Blütenname	Im Verzerrungszustand
7 Chestnut Bud Die Lernblüte	Man macht immer wieder die gleichen Fehler, weil man seine Erfahrungen nicht wirklich verarbeitet und nicht genug daraus lernt.
8 Chicory Die Beziehungsblüte	Besitzergreifende Persönlichkeitshaltung, mit der man sich bewusst oder unbewusst überall einmischt.
9 Clematis Die Realitätsblüte	Man ist geistig abwesend; zeigt wenig Aufmerksamkeit für das, was um einen herum vorgeht.
10 Crab Apple Die Reinigungsblüte	Man fühlt sich innerlich oder äußerlich beschmutzt, unrein oder infiziert; Detailkrämer.
11 Elm Die Verantwortungs-blüte	Man hat das vorübergehende Gefühl, seiner Aufgabe oder Verantwortung nicht gewachsen zu sein.
12 Gentian Die Glaubensblüte	Man reagiert skeptisch, zweifelnd, pessimistisch, leicht entmutigt.

Was soll ich erkennen und ändern?	Kraftformel
Gedacht ist noch nicht gemacht. Ich sollte jede Handlung mit ungeteilter Aufmerksamkeit ganz zu Ende bringen. Erst das macht sie für mich zu einer Erfahrung, von der ich profitieren kann.	Ich sehe hin. Ich höre hin. Ich lerne.
Beziehungen kann ich nicht erkaufen, sie entstehen nach dem Resonanzprinzip: Ich empfange das, was ich aussende. Wo ich mich selbst nicht liebe, bleibe ich ungeliebt.	Ich gebe gern. Ich schöpfe aus der Quelle. Ich bin geliebt.
Statt zu träumen, sollte ich handeln. Die beste Idee ist wertlos, wenn sie nicht praktisch umgesetzt wird. Ich kann ja mit Teilideen in kleinen Schritten anfangen. Jeder Sehritt, der mich stärker macht, ist ein Erfolg.	Ich bin wach. Ich sehe klar. Ich gestalte.
Das Leben ist kein perfekter Idealzustand, sondern ein Prozess von Werden und Vergehen. Statt am Detail zu kleben, sollte ich dem Flow folgen. Ich sollte auch den Wald sehen und nicht nur die einzelnen Bäume.	Ich fühle mich wohl. Ich nehme mich an, wie ich bin. Ich sehe, was wichtig ist.
Ich muss kein »Übermensch« sein. Meine persönliche Seite darf nicht zu kurz kommen. Ich kann und darf Verantwortung abgeben.	Ich tue, was ich kann. Ich bekomme Hilfe. Ich schaffe es.
Zieloptimismus statt Zweckpessimismus. Jede Entwicklung verläuft in Wellen. Auch Rückschläge sind Lernschritte. Das Positive kann nur eintreten, wenn ich es zulasse.	Ich bin zuversichtlich. Ich erwarte das Positive. Ich glaube, dass sich alles fügt.

Blütenname	Im Verzerrungszustand
13 Gorse Die Hoffnungsblüte	Man ist ohne Hoffnung, hat resigniert; »Es-hat-doch-keinen-Zweck-mehr«-Gefühle.
14 Heather Die Identitätsblüte	Man ist selbstbezogen, völlig mit sich beschäftigt und braucht viel Publikum; »das bedürftige Kleinkind«.
15 Holly Die Herzöffnungs- blüte	Man lässt sich auf der Gefühlsebene leicht irritieren, ist misstrauisch, leicht verletzt oder beleidigt; entwickelt Eifersucht, Neid oder Hass.
16 Honeysuckle Die Vergangenheits- blüte	Man weigert sich bewusst oder unbewusst, bestimmte Ereignisse aus seiner Vergangenheit zu verarbeiten.
17 Hornbeam Die Spannkraftblüte	»Montagmorgen«-Gefühl; man glaubt, man wäre zu schwach, um die täglichen Pflichten zu bewältigen, schafft es dann aber doch.
18 Impatiens Die Zeitblüte	Man reagiert ungeduldig und leicht gereizt; zeigt überschießende Reaktionen.

Was soll ich erkennen und ändern?	Kraftformel
Ich darf den Blickwinkel wechseln. Das Leben geht weiter und bietet auch mir immer wieder neue Möglichkeiten. Ich muss sie nur erkennen und nutzen.	Ich bin aufrecht. Ich bin hoffnungsvoll. Ich sehe neue Möglichkeiten.
Andere Menschen können mir meine Zuwendungsdefizite aus meiner Kindheit nicht auffüllen. Ich selbst muss meine seelischen Bedürfnisse erkennen und mein inneres Kind verwöhnen. Ich muss mich im Geben und Nehmen üben.	Ich fühle mich geborgen. Ich bekomme alles, was ich brauche. Ich wachse.
Grundsätzlich sehnen wir uns alle nach dem Gefühl, in göttlicher Liebe geborgen zu sein. Aber wir leben in einer Welt der Polarität, und jedes Gefühl kann in sein Gegenteil umschlagen. Ich darf Temperamentsäußerungen anderer nicht auf die Goldwaage legen.	Ich bin voller Freude. Ich bin heil. Ich liebe.
Ich kann die Vergangenheit weder ändern noch zurückholen. Ich kann nur loslassen und die frei werdende Energie für die Bewältigung meiner aktuellen Aufgaben verwenden.	Ich lebe heute. Ich blicke nach vorn. Ich tue den nächsten Schritt.
Abwechslung ist die Würze des Lebens. Ich sollte und werde meinen individuellen Rhythmus herausfinden. Gegen meinen inneren Rhythmus zu arbeiten, schwächt mich, mit ihm zu arbeiten, gibt mir Kraft.	Ich fühle mich frisch. Ich habe Schwung. Ich arbeite gern.
Zeitqualität statt Zeitquantität! Ich muss nicht immer alles nur schnell hinter mich bringen wollen. Die Zeit arbeitet für mich, wenn ich nicht gegen sie arbeite.	Ich nehme mir Zeit. Ich habe Geduld. Ich entspanne mich.

Blütenname	Im Verzerrungszustand
19 Larch Die Selbstvertrauens- blüte	Man hat Minderwertigkeitsgefühle; Mangel an Selbstvertrauen lässt einen Fehlschläge erwarten.
20 Mimulus Die Tapferkeitsblüte	Man ist schüchtern, furchtsam, hat viele kleine Ängstlichkeiten.
21 Mustard Die Lichtblüte	Tiefe Traurigkeit; Perioden von Schwermut kommen und gehen plötzlich, ohne erkennbare Ursache.
22 Oak Die Ausdauerblüte	Man fühlt sich als niedergeschlagener, erschöpfter Kämpfer, der trotzdem tapfer weitermacht und nie aufgibt.
23 Olive Die Regenerations- blüte	Man fühlt sich körperlich und seelisch ausgelaugt und erschöpft; »alles ist zu viel«.
24 Pine Die Selbstakzeptanz- blüte	Man macht sich Vorwürfe, hat unberechtigte Schuldgefühle.

Was soll ich erkennen und ändern?	Kraftformel
Ich sollte alle Fremdmaßstäbe fallenlassen und mich nur noch an meiner eigenen Messlatte messen. Ich habe alle Talente, die ich brauche, um meinen eigenen Lebensplan zu erfüllen.	Ich kann es. Ich will es. Ich tue es.
Was mich nicht umwirft, macht mich stärker. Ich kann es angehen! Wenn ich meine Innere Führung um Hilfe bitte, gelingt es meist sogar besser, als ich gedacht hätte.	Ich bin tapfer. Ich wage es. Ich trete vor.
Die dunklen Seiten des Lebens kommen und gehen. Je bewusster ich sie durchschreite, desto mehr wachsen in mir auch Lebensweisheit, Dankbarkeit und Lebensfreude.	Ich bin leicht. Ich bin heiter. Ich gehe ins Licht.
Wer A sagt, muss nicht auch B sagen, wenn B nicht mehr passt. Ich darf meine Entscheidungen immer wieder anpassen. Pflicht darf für mich nicht zum Selbstzweck werden. Zwischendurch sollte ich immer wieder mal lockerlassen, um frische Kraft zu tanken.	Ich lasse locker. Ich schaffe es leicht. Ich fühle mich frei.
Ich sollte lernen, meine Lebensenergie so ökonomisch zu verwalten wie Geld. Wenn ich viel ausgebe, muss ich dafür sorgen, dass auch viel nachfließt. Zusätzliche kosmische Energie kann aber nur dort fließen, wo sie meinem eigenen Lebensplan dient.	Ich bin in Ruhe. Ich bin gestärkt. Ich erhole mich.
Alles, wofür ich mich schuldig fühle, beruht auf einem Missverständnis oder auf Unkenntnis. Beides brauche ich mir nicht vorzuwerfen, solange ich versuche, mein Bestes zu geben. Statt mich zu entwerten, muss ich mich respektieren.	Ich darf ... Ich verzeihe mir. Ich bin befreit.

Blütenname	Im Verzerrungszustand
25 Red Chestnut Die Abnabelungsblüte	Man macht sich mehr Sorgen um das Wohlergehen anderer Menschen als um das eigene; zu starke innere Verbundenheit mit einer nahestehenden Person.
26 Rock Rose Die Eskalationsblüte	Man reagiert innerlich panisch und wird von Terrorgefühlen überrannt.
27 Rock Water Die Flexibilitätsblüte	Man ist zu hart zu sich selbst, hat strenge oder starre Ansichten; unterdrückt vitale Bedürfnisse wie Essen, Schlaf, Bewegung.
28 Scleranthus Die Balanceblüte	Man ist unschlüssig, sprunghaft, innerlich unausgeglichen; Meinung und Stimmung wechseln von einem Moment zum anderen.
29 Star of Bethlehem Die Trostblüte	Man hat eine seelische oder körperliche Erschütterung noch nicht verkraftet; »der Seelentröster«.

Was soll ich erkennen und ändern?	*Kraftformel*
Wenn ich mich mit dem Leid anderer verbinde, als ob es mein eigenes wäre, belaste ich mich und die anderen. Nur wenn ich die Gefühle meiner Mitmenschen mitfühlend beobachte, habe ich den nötigen Abstand, um wirklich helfen zu können.	Ich bin bei mir. Ich bleibe bei mir. Ich bin ich – du bist du.
Ich sollte mich nicht in eine Situation hineinsteigern, sondern »kaltblütig« den Energiehebel nach innen umlegen. Hier ist der Punkt, von dem aus meine Innere Führung das weitere Vorgehen kontrollieren und lenken kann.	Ich komme durch. Ich weiß, es geht gut. Ich überblicke die Situation.
Ich kann und muss keinen Idealzustand erzwingen. Meine Innere Führung offenbart sich spontan, spielerisch und kreativ. Diesen Impulsen sollte ich folgen. Das Leben darf Spaß machen.	Ich gönne mir. Ich bin beweglich. Ich bin spontan.
Was ist richtig? Was ist falsch? Dies zu entscheiden hilft mir die Frage: Dient es meinem Lebensauftrag? Alltagsentscheidungen sollte ich nicht überbewerten. Jede ist richtig, solange die Richtung stimmt. Also darf ich mutig Entscheidungen fällen.	Ich stehe fest. Ich weiß, was ich will. Ich entscheide mich.
Unverdaute, schmerzliche Ereignisse spalten sich ab, binden Lebensenergie und können »bösartig« werden. Doch das Leben ist ein Energiespiel. Ich sollte mitspielen, statt mich innerlich abzuschotten. Wenn ich ein schmerzliches Ereignis als Teil meines Lebens akzeptiere, setzt das genau die Energiemenge frei, die ich zur Verarbeitung brauche.	Ich empfinde. Ich atme. Ich lebe.

Blütenname	Im Verzerrungszustand
30 Sweet Chestnut Die Erlösungsblüte	Man glaubt, die Grenze dessen, was ein Mensch ertragen kann, sei nun erreicht; innere Ausweglosigkeit.
31 Vervain Die Begeisterungs- blüte	Im Übereifer, sich für eine gute Sache einzu-setzen, treibt man Raubbau mit seinen Kräf-ten; man reagiert missionarisch bis fanatisch.
32 Vine Die Autoritätsblüte	Man will unbedingt seinen Willen durchset-zen; hat Probleme mit Macht und Autorität.
33 Walnut Die Verwirklichungs- blüte	In einer Phase des inneren Neubeginns oder einer einschneidenden Veränderung der Lebensumstände lässt man sich verunsichern und wird wankelmütig.
34 Water Violet Die Kommunikations- blüte	Man zieht sich innerlich zurück; isoliertes Überlegenheitsgefühl.
35 White Chestnut Die Gedankenblüte	Bestimmte Gedanken kreisen unaufhörlich im Kopf, man wird sie nicht wieder los; innere Selbstgespräche und Dialoge.

Was soll ich erkennen und ändern?	*Kraftformel*
Wenn die Widerstände von allen Seiten immer größer werden, gilt es, die Zeichen der Zeit zu erkennen: Meine Innere Führung fordert mich auf, die alte Schiene zu verlassen, damit eine längst fällige, konstruktive Veränderung endlich stattfinden kann.	Ich blicke auf. Ich willige ein. Ich lasse geschehen.
Wenn ich über das Ziel hinausschieße, geht der Pfeil verloren. Ich muss das rechte Maß finden. Sonst geht ein großer Teil meines Kraftaufwands ins Leere, verpufft oder wendet sich später gegen mich.	Ich lasse los. Ich gebe Raum. Ich erkenne das Maß.
Ich muss nicht immer recht haben. Ich sollte mich häufiger fragen: Stehen meine persönlichen Ziele im Einklang mit den übergeordneten Zielen des Großen Ganzen? Dann stellen sich Synergien von selbst ein, und mein Erfolg hat Bestand.	Ich fühle mich ein. Ich respektiere. Ich würdige und unterstütze.
Ich sollte mich nicht von außen verunsichern oder drängen lassen, sondern meiner inneren Stimme folgen, mir selbst treu bleiben und mich dem Wandlungsprozess anvertrauen. Dieser folgt seinen eigenen Gesetzen.	Ich bin mir sicher. Ich bleibe mir treu. Ich gehe meinen Weg.
Wir sind in einem großen Netzwerk alle mit allem verbunden und energetisch aufeinander angewiesen. Wenn ich mich zu viel zurückziehe, bekomme ich zu wenig Impulse aus dem großen Netzwerk. Nicht isolieren, sondern kommunizieren!	Ich gehöre dazu. Ich nehme teil. Ich erlaube Nähe.
Ich sollte nicht alles nur mit dem Kopf lösen wollen. Wenn ich Kopf- und Bauchhirn verbinde, erhalte ich wieder Anschluss an meine Innere Führung, und meine Gedankenfülle ordnet sich im Sinne meines Lebensauftrags.	Ich fühle die Stille. Ich fühle mich klar. Ich lenke mein Denken.

Blütenname	Im Verzerrungszustand
36 Wild Oat Die Berufungsblüte	Man zersplittert sich, hat unklare Zielvorstellungen; ist innerlich unzufrieden, weil man seine Lebensaufgabe nicht findet.
37 Wild Rose Die Blüte der Lebenslust	Man fühlt sich apathisch, teilnahmslos; innere Kapitulation.
38 Willow Die Schicksalsblüte	Man fühlt sich den Umständen machtlos ausgeliefert; ist verbittert und sieht sich als »Opfer des Schicksals«.

Was soll ich erkennen und ändern?	*Kraftformel*
Was will ich? Was soll ich? Wo liegt mein roter Faden? Solange ich die Antwort auf die Fragen nur im materiellen Außen suche, kann meine Innere Führung die Fragen nicht hören und die Antwort nicht geben.	Ich sehe den Sinn. Ich verfolge mein Ziel. Ich bin erfüllt.
Wo ich innerlich aufgegeben habe und passiv hinnehme, manövriere ich mich im Lebensspiel ins Abseits, und meine Lebenslust verkümmert. Doch täglich bieten sich neue Gelegenheiten, ins Lebensspiel einzusteigen – selbst dort, wo sich die äußeren Umstände nicht verändern lassen.	Ich will leben. Ich fordere Leben. Ich ergreife meine Lebenschance.
Statt in der Opferrolle steckenzubleiben, muss ich jetzt aktiv werden. Ich muss mich innerlich neu ausrichten, die Situation unter anderen Gesichtspunkten überdenken. Vielleicht eine neue Entscheidung treffen, um dann anders zu handeln als bisher.	Ich habe die Macht. Ich habe die Kraft. Ich übernehme die Verantwortung.

Wie man eine Bach-Blütenmischung herstellt

Die Bach-Blütenkonzentrate

Die Bach-Blütenkonzentrate sind 38 Homöopathie-ähnlich aufbereitete Blütenauszüge, die in individuell zusammengestellten Bach-Blütenmischungen eingenommen werden.

Edward Bach wählte für sein System bewusst keine Nahrungspflanzen und keine herkömmlichen Arzneipflanzen, sondern die ungiftigen Blüten von wild wachsenden Pflanzen und Bäumen. Er nannte sie die »happy fellows of the plant world«. Ihnen werden von der Volksmedizin von jeher ähnliche symbolische Eigenschaften zugeschrieben, z.B. gilt die Eiche nahezu weltweit als Symbol für Stärke und Ausdauer.

Die Bach-Blütenkonzentrate sind nebenwirkungsfrei und vertragen sich mit jeder anderen Form schulmedizinischer und naturheilkundlicher Therapie. Die Original Bach-Blüten werden größtenteils heute noch an den von Edward Bach beschriebenen Fundorten in freier Natur gesammelt. Die Bach-Blütenkonzentrate sind in sogenannten Stockbottles (Vorratsflaschen/Konzentratflaschen) im Handel, die zur Einnahme verdünnt werden.

Dosierung und Anwendung

Sie können Ihre Bach-Blütenmischung auf zwei Arten einnehmen:

Die Wasserglasmethode
Für stark ausgeprägte, akute Zustände und zur kurzfristigen, tageweisen Einnahme: Geben Sie je zwei Tropfen von jeder ausgewählten Bach-Blüte aus der Konzentratflasche in ein Glas Wasser (von Rescue vier Tropfen) und trinken Sie es über den Tag verteilt in kleinen Schlucken.

Die Einnahmeflasche
Zur längerfristigen Einnahme: Geben Sie drei Tropfen von jedem ausgewählten Bach-Blütenkonzentrat (von Rescue sechs Tropfen) in ein 30-ml-Tropfpipettfläschchen. Füllen Sie das Fläschchen mit stillem Mineralwasser auf. Zur besseren Haltbarkeit können Sie das Fläschchen auch zu zwei Dritteln mit Wasser füllen und mit 45%igem Alkohol (Cognac, Brandy etc.) auffüllen.

Die Standarddosierung
Viermal täglich vier Tropfen aus der Einnahmeflasche – diese Einnahmeflasche reicht für etwa drei Wochen. Bei Bedarf können Sie ohne Risiko Einnahmehäufigkeit und Tropfenanzahl verändern. Es besteht keine Gefahr der Überdosierung.

Anzahl und Zusammensetzung der Blüten

Standardmäßig werden sechs Blüten pro Mischung empfohlen, aber in einer akuten Krise scheint es manchmal unmöglich, die Auswahl so stark einzuschränken. In solchen Fällen kann man bis zu zehn Blüten in seine Mischung aufnehmen.

Ist man auf dem Höhepunkt einer Krise überhaupt nicht in der Lage, sich auf eine Auswahl festzulegen, kann es sinnvoll sein, einige Tage lang nur Rescue im Wasserglas einzunehmen und dann erneut die Zusammensetzung einer Mischung zu überlegen. Im Zweifelsfall lassen Sie sich von einem in der Bach-Blütentherapie erfahrenen Gesprächspartner dabei helfen.

Falls Sie sich zwischen zwei Blüten nicht entscheiden können, nehmen Sie lieber beide in die Mischung auf, als dass Sie sich zu einer Entscheidung zwingen. Nicht benötigte Blüten erzeugen keine Resonanz und zeigen daher keine Wirkung.

Im Verlauf einer längeren Bach-Blütentherapie treten die wichtigen Muster immer deutlicher hervor, und es fällt leichter, sich auf drei bis fünf Blüten in einer Mischung zu beschränken. Diese geringe Anzahl erleichtert die Beschäftigung mit den Konzepten der Blüten und den dahinterliegenden geistigen Missverständnissen.

Es ist möglich, alle Blüten miteinander zu kombinieren, z.B. Vine und Centaury in eine Mischung zu geben. Auf den ersten Blick mögen solche Blütenkonzepte als zu gegensätzlich empfunden werden (z.B. »Nicht nein sagen können« einerseits und »Sich um jeden Preis durchsetzen wollen« andererseits). Das Problem besteht häufig aber gerade darin, dass scheinbar gegensätzliche Zustände innerlich zeitgleich erlebt werden und dadurch die innere Spannung entsteht. Werden beide Blüten in die Mischung genommen, kann beides wieder ins Gleichgewicht kommen und der Gesamtzustand harmonisiert werden.

Grundprinzipien der Blütenauswahl

Nur das, was jetzt akut ist, zählt. Wählen Sie nur jene Blüten, die Ihren JETZT erlebten belastenden Seelenzustand genau beschreiben.

Wenn ein Seelenzustand sonst gut zu Ihrer Persönlichkeit passt, aber JETZT NICHT als belastend erlebt wird, gehört diese Blüte nicht in Ihre jetzige Krisenmischung.

Die Spontanwahl als Momentaufnahme der unbewussten Seelenlandschaft kann zusätzlich gute Anregungen liefern; aber erst die Beschäftigung mit dem dahinterstehenden seelischen Konzept sollte entscheiden, ob man eine spontan gewählte Blüte in die Mischung aufnimmt.

Körperliche Zustände werden bei der Auswahl von Bach-Blüten NICHT berücksichtigt.

Dauer der Einnahme

Jede Bach-Blüte soll so lange genommen werden, wie sie wirkt, das heißt, bis sich der entsprechende Zustand harmonisiert hat. Sie spüren selbst, wann diese Harmonisierung eingetreten ist. Ihr Bedürfnis, diese Mischung weiter zu nehmen, lässt dann deutlich nach.

In akuten Krisen, in denen die Seelenzustände schnell wechseln, kann die Wirkung innerhalb von Stunden oder wenigen Tagen erlebt werden. Mit der Wasserglasmethode können Sie die Zusammensetzung Ihrer Mischung diesen rasch wechselnden Bedürfnissen am leichtesten anpassen.

Haben sich Ihre wichtigen Verhaltensmuster herauskristallisiert, bereiten Sie sich Ihre Mischung in einer Einnahmeflasche zu. Diese reicht für 18 bis 28 Tage. Danach überprüfen Sie, ob die Zusammensetzung der Mischung noch Ihrer aktuellen seelischen Lage entspricht, und wechseln gegebenenfalls einige Blüten aus. Wie viele Einnahmeflaschen Sie insgesamt brauchen, hängt von der Komplexität Ihres persönlichen Entwicklungsprozesses ab. Es kann zwischen zwei und 18 Monate dauern.

Erstreaktionen

Sollten in der ersten Zeit der Einnahme einer Bach-Blütenmischung vermehrt Träume auftreten oder als negativ empfundene alte Gefühle und Symptome wieder stärker werden, so ist das ein Zeichen dafür, dass ein Veränderungsprozess in Gang gekommen ist. Betrachten Sie diese Reaktion als Teil eines Reinigungsprozesses.

Wenn Sie die Erstreaktion als sehr belastend empfinden, können Sie die Einnahmehäufigkeit reduzieren, notfalls bis auf einen Tropfen täglich. Auch die zusätzliche Einnahme von Rescue hat sich bewährt. Damit der Prozess in Bewegung bleibt, empfehlen wir aus Erfahrung, die Einnahme nie ganz zu unterbrechen.

Beim Verarbeiten von Erstreaktionen hat sich die zusätzliche Arbeit mit den Kraftformeln besonders bewährt.

Die Kraftformeln

Die Kraftformeln verstärken das positive Potenzial der Bach-Blüten. Sie drücken den harmonischen Zustand aus, den Sie durch die Einnahme Ihrer Mischung erreichen möchten. Rufen Sie sich diese kurzen Sätze bei der Einnahme Ihrer Bach-Blütenmischung in Erinnerung oder schreiben Sie sie auf einen Zettel, den Sie sich z.B. an Ihren Arbeitsplatz oder Spiegel heften.

Anleitung für die Zusammenstellung einer persönlichen Kraftformel:

Um Ihre persönliche Kraftformel zusammenzustellen, schreiben Sie sich alle Formeln der für Ihre Mischung ausgewählten Blüten untereinander auf (siehe Tabelle Seite 170 ff.).

Beispiel: Meine Blütenmischung ist *Olive, Vervain, Larch, Honeysuckle.* Zur Auswahl stehende Sätze:

Olive   Ich bin in Ruhe.
       Ich bin gestärkt.
       Ich erhole mich.

Vervain   Ich lasse los.
       Ich gebe Raum.
       Ich erkenne das Maß.

Larch   Ich kann es.
       Ich will es.
       Ich tue es.

Honeysuckle Ich lebe heute.
       Ich blicke nach vorn.
       Ich tue den nächsten Schritt.

Stellen Sie jetzt aus diesen Sätzen in beliebiger Reihenfolge Ihre persönliche Kraftformel zusammen. Die Kraftformel besteht immer aus **drei Sätzen! Dabei muss nicht aus jeder Blüte ein Satz entnommen werden.** Wichtig ist nur: Die Formel muss sich **jetzt** für Sie **gut anfühlen.** Die Sätze werden im Wortlaut nicht verändert.

Meine persönliche Kraftformel lautet:
Vervain   Ich lasse los.
Honeysuckle   Ich blicke nach vorn.
Olive   Ich erhole mich.

Es kann sein, dass in einigen Tagen das Bedürfnis entsteht, die Kraftformel neu zusammenzustellen.

Die Autorin

Mechthild Scheffer, internationale Fachautorität und Wegbereiterin der Original Bach-Blütentherapie, führte das Werk von Dr. Edward Bach 1981 im deutschen Sprachraum ein. Seither hat sie die Original Bach-Blütentherapie systematisch ausgebaut und entscheidend weiterentwickelt.

Jahrzehntelang fungierte Mechthild Scheffer als Repräsentantin des englischen Bach Centres in Deutschland, Österreich und der Schweiz. Ihre mehr als 30-jährige Praxis- und Forschungstätigkeit fand ihren Niederschlag in vielen Veröffentlichungen und 13 Büchern; einige davon gelten als Grundlagenwerke der Original Bach-Blütentherapie und wurden in viele Sprachen übersetzt.

Mechthild Scheffer gründete die *Institute für Bach-Blütentherapie, Forschung und Lehre* in Hamburg, Wien und Zürich. Die von ihr entwickelten Ausbildungsseminare haben schon Tausende Anwender und Therapeuten besucht. Aktuell engagiert sich Mechthild Scheffer für die Integration der Original Bach-Blütentherapie in zukunftsweisende Salutogenese-Konzepte und Initiativen der psychosozialen Gesundheitsvorsorge.

Bei der Auswahl und Bearbeitung der Krisen-Fälle waren beteiligt: Dieter Brandt, Dagmar Gehm, Ingrid Haring, Mag. Claudia Killermann, Dr. Max Segeth, Dr. Eva Tröbinger, Beate Wüpper. Ihnen danke ich für die Unterstützung und Mitarbeit an diesem Buch. Aber auch den Teilnehmern unserer Seminare, den Abschluss-Absolventen, den Therapeuten, den Referenten und Klienten danke ich für ihre Beiträge und für ihr Engagement in Diskussionen und Gesprächen.

Wenn Sie mehr über die Original Bach-Blüten-therapie erfahren möchten:

Umfassende Literaturhinweise auf
www.bach-bluetentherapie. com

DIE BRÜCKE ZWISCHEN RESCUE UND DER
INDIVIDUELLEN BACH-BLÜTENTHERAPIE

Das Bach-Blüten Reharmony-Programm
nach Mechthild Scheffer
**3 Bach-Blütenkomplexe nach Reaktionsdynamik
zur Stärkung des seelischen Energiepotenzials
durch Förderung der konstitutionellen Psychodynamik**

Neuentwicklung des Instituts für Bach-Blütentherapie
Forschung und Lehre
Mechthild Scheffer

Nähere Informationen auf www.bach-bluetentherapie.com

Reharmony™
**Versand von Krisenmischungen,
Original Bach-Blüten- und Reharmony-Produkten:**
Apotheke am Holzweg
Holzweg 13
61440 Oberursel
Telefon: +49 (0)6171 51955
Telefax: +49 (0)6171 59177
E-Mail: apo-am-holzweg@t-online.de
www.apotheke-am-holzweg.de

DAS INSTITUT FÜR BACH-BLÜTENTHERAPIE
FORSCHUNG UND LEHRE
MECHTHILD SCHEFFER IMS

in Deutschland, Österreich und der Schweiz
Postfach 202551
20218 Hamburg
Telefon: +49 (0)40 43257710
Telefax: +49 (0)40 435253
E-Mail: info@bach-bluetentherapie.de

Seminarorganisation Österreich
Institut für Bach-Blütentherapie
Forschung und Lehre
Mechthild Scheffer IMS
Pfeilgasse 29
1080 Wien
Telefon: +43 (0)1 53386400
Telefax: +43 (0)1 533864015
E-Mail: bach-bluetentherapie@aon.at

Seminarorganisation Schweiz
Jacqueline Eggenschwiler
Fluhstrasse 29
4244 Röschenz
Telefon: +41 (0)61 7630993
Telefax: +41 (0)61 7630948
E-Mail: jeggenschwiler@freesurf.ch

Aktuelle Ausbildungstermine für Selbstanwender und
Therapeuten, Spezialveranstaltungen und Trainings
www.bach-bluetentherapie.com